OSCE/Post-CC OSCE に役立つ

医学生のための基本的臨床手技

Clinical Examination Skills for the Medical Students
―Study Aid for OSCE and Post-CC OSCE―

監修
車谷典男
奈良県立医科大学医学部長
古家 仁
奈良県立医科大学附属病院長

編集
山田高嗣
奈良県立医科大学臨床准教授
友田恒一
奈良県立医科大学病院教授

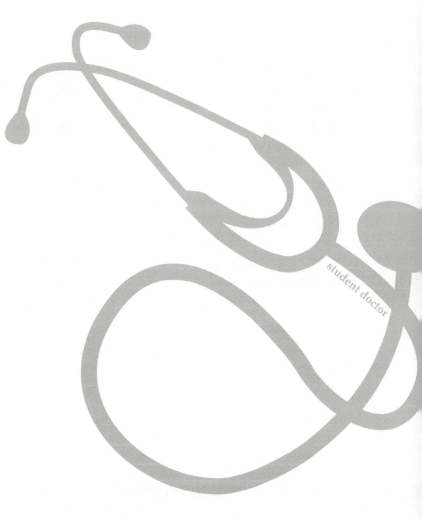

診断と治療社

執筆者一覧

◆監修・執筆

車谷典男	奈良県立医科大学医学部長
古家 仁	奈良県立医科大学付属病院長

◆編集・執筆

山田高嗣	奈良県立医科大学臨床准教授
友田恒一	奈良県立医科大学病院教授

◆執筆者（執筆順）

——奈良県立医科大学臨床手技実習テキスト作成タスクフォース——

藤本眞一	教育開発センター		田中康仁	整形外科
笠原 敬	感染症センター		関建一郎	第3内科
三笠桂一	感染症センター		吉治仁志	第3内科
福島英賢	救急医学		川田啓之	循環器内科
奥地一夫	救急医学		斎藤能彦	第1内科
大西智子	小児科		本津茂人	第2内科
嶋 緑倫	小児科		山内基雄	第2内科
阿部龍一	麻酔科		山下哲範	耳鼻咽喉・頭頚部外科
川口昌彦	麻酔科		北原 糺	耳鼻咽喉・頭頚部外科
松田明子	看護学科		丸岡真治	眼科
永田明恵	看護学科		緒方奈保子	眼科
山川延宏	口腔外科		小林豊樹	消化器・総合外科
桐田忠昭	口腔外科		庄 雅之	消化器・総合外科
桐山敬生	神経内科		赤井靖宏	地域医療学
杉江和馬	神経内科		鳥本一匡	泌尿器科
本山 靖	脳神経外科		藤本清秀	泌尿器科
中瀬裕之	脳神経外科		市橋成夫	放射線科
山下慶悟	胸部・心臓血管外科		吉川公彦	放射線科
谷口繁樹	胸部・心臓血管外科		新納恵美子	産婦人科
石田由佳子	リハビリテーション科		小林 浩	産婦人科

序 ―早期臨床手技実習のすすめ―

本テキストは，診療参加型臨床実習に不可欠な臨床手技をシミュレータを活用して修得するための，ナビゲータ役として作成したものです．単なる手技手順の紹介図書ではありません．解剖学や生理学などの基礎医学，さらには関連する臨床医学と紐づけたテキストで，入学直後からのすべての医学生を読者対象としています．

日本の医学教育はここ数年で劇的に変化すると思われます．いわゆる 2023 年問題が大きく影響しています．すなわち，2010 年 9 月，米国の ECFMG（Educational Commission for Foreign Medical Graduates）が，2023 年以降は，米国とカナダ以外の医科大学・医学部卒業生の USMLE（US Medical Licensing Examination）の受験資格を「（入学時にすでに）国際基準で認証された医学部の卒業生に限る」との方針を決定したからです．これは，認証されていない医学部の卒業生に受験資格を与えないことを意味しています．しかし，より重要な点は，自校の医学教育水準が優れているといくら自負していても，認証されていない限り，国際基準に達していないといわれたに等しいことになる，というところにあります．

こうした事態に対して，全国医学部長病院長会議は検討委員会を 2011 年に設置し，関係機関の協力を得て，2015 年には JACME（日本医学教育評価機構）を正式発足させました．JACME は，認証評価の試行実績を基に交渉を重ね，このほど WFME（世界医学教育連盟）から国際基準にあった医学教育の評価機関であることの認定を受けるに至りました．その結果，JACME の認証を受けた医学部・医科大学（現時点で 10 数校）は，国際基準にあった「医学部」であり USMLE の受験も可能となりました．今後，認証が順次進められていく予定になっています．

この WFME の認証評価項目は包括的かつ多岐にわたり，わが国の現状では不足している項目も少なからずあります．その一つが，臨床実習平均 50 週前後のわが国の医学部・医科大学に大きな衝撃を与えた「臨床実習は 72 週以上実施すること」です．そして，もう一つが診療参加型臨床実習の実質化です．

現在，CBT と OSCE に合格した学生には，全国医学部長病院長会議名と在籍大学名の Student Doctor 認定証が授与されています．臨床実習の重みは今後ますます大きくなり，求められる水準も高くなっていくことでしょう．

本書が臨床手技に習熟した「Student Doctor になる！」そして「Student Doctor として研鑽する！」ためのテキストとして，医学生，指導者の方々の役立つことを願っています．

2018 年 2 月
細井裕司（奈良県立医科大学学長）

目　次

執筆者一覧 ……………………………………………………………………………………… ii

序 ………………………………………………………………………………………………… iii

目次 ……………………………………………………………………………………………… iv

本書の使用の手引き …………………………………………………………………………… vi

医学教育モデル・コア・カリキュラム（平成 28 年度改訂版）と本書項目との対応表 …… viii

診療参加型臨床実習に参加する受験生に必要とされる技能と態度に関する
　学習・評価項目（第 3.1 版・平成 29 年 1 月 26 日）と本書項目との対応表 ………………… viii

第 1 章　基礎編

1　臨床手技実習にのぞむにあたって ………………………………………………………… 2

2　医療関連感染の対策 ………………………………………………………………………… 4

3　手指衛生 ……………………………………………………………………………………… 10

4　滅菌ガウンテクニック ……………………………………………………………………… 14

5　滅菌手袋の着用 ……………………………………………………………………………… 17

第 2 章　救急編

1　成人一次心肺蘇生法 ………………………………………………………………………… 19

2　AED（自動体外式除細動器） ……………………………………………………………… 25

3　心電図モニター付き除細動器の使用 ……………………………………………………… 29

4　乳児・小児救急処置 ………………………………………………………………………… 35

5　成人気道管理 ………………………………………………………………………………… 40

第 3 章　検査編

1　血圧測定 ……………………………………………………………………………………… 46

2　静脈血採血 …………………………………………………………………………………… 53

3　動脈穿刺とカテーテルの動脈留置 ………………………………………………………… 58

4　胸腔穿刺 ……………………………………………………………………………………… 63

5　腰椎穿刺 ……………………………………………………………………………………… 68

6　上腹部超音波検査 …………………………………………………………………………… 73

第 4 章　診察編

1　心臓診察 ……………………………………………………………………………………… 80

2　呼吸音聴診 …………………………………………………………………………………… 88

3　耳科的手技 …………………………………………………………………………………… 93

4　眼科診察 ……………………………………………………………………………………… 99

5　乳房触診 ……………………………………………………………………………………… 105

6　浮腫の診察 …………………………………………………………………………………… 110

7　肛門診察と直腸診 …………………………………………………………………………… 113

iv

第5章　処置編

1　皮膚縫合・結紮手技・抜糸 ……………………………………………………… 117
2　泌尿器科手技 ……………………………………………………………………… 123
3　IVR：Interventional Radiology ………………………………………………… 129
4　腹腔鏡下縫合結紮手技 …………………………………………………………… 136

第6章　資料編

1　患者安全を考えた医療手技 ……………………………………………………… 142
2　診療参加型臨床実習のための医学生の医行為水準 …………………………… 146

付録　テクニカルタームを覚える ………………………………………………… 148

索引 …………………………………………………………………………………… 155

Column

● 皮膚・粘膜曝露事故の発生とその対策　　　笠原　敬 ………………………… 13
● 口腔外科診療 FAQ　　　山川延宏・桐田忠昭 ……………………………………… 52
● PRT（Pit Recovery Time）－浮腫の判定方法－　　赤井靖宏 …………………… 112

私がこの科を選んだ理由

● 整形外科　　田中康仁 ……………………………………………………………… 28
● 小児科　　　嶋　緑倫 ……………………………………………………………… 34
● 麻酔科　　　川口昌彦 ……………………………………………………………… 45
● 脳神経外科　中瀬裕之 ……………………………………………………………… 62
● 神経内科　　杉江和馬 ……………………………………………………………… 87
● 耳鼻咽喉科　北原　糺 ……………………………………………………………… 98
● 消化器外科　庄　雅之 ……………………………………………………………… 109
● 放射線科　　吉川公彦 ……………………………………………………………… 135

本書の使用の手引き

第 2 章　救急編

5　成人気道管理
―バッグマスク換気と気管挿管を行う―

とりあげた手技は，医療系大学間共用試験実施評価機構「診療参加型臨床実習に参加する受験生に必要とされる技能と態度に関する学習・評価項目」に準拠しています（viii～ix頁参照）．

阿部龍一・川口昌彦

本手技の臨床目的
バッグマスク換気と気管挿管は，心肺停止状態など自発呼吸のない重症患者に人工呼吸を行うことを目的としている．

手技実習到達目標
- □ 人工呼吸が必要な病態を説明できる．
- □ 気管挿管が成功した所見と合併症について説明できる．
- □ バッグバルブマスクと気管挿管の準備ができる．
- □ バッグマスク換気ができる．
- □ 気管挿管が速やかにできる．

明確な到達目標をもち，実習の最後にできたか振り返ってみましょう．手技だけでなく背景となる知識も修得できましたか？

オレンジ色の文字は重要語句です．文房具店や100円ショップで売っている赤シートで目隠しができます．対応する英語表記も巻末の日英単語帳で覚えます．

予習をしよう（Ⅰ）　―気道管理のための器具―

バッグマスク換気をするためのバッグバルブマスクと，気管挿管するための喉頭鏡と挿管チューブについて説明します．

挿管チューブの潤滑用ゼリーなどが必要です．

「予習をしよう（Ⅰ）（Ⅱ）」は実習の前に必ず読み込んでおきます．

臨床手技に必要な道具・機器の原理や名称などを解説しています．

予習をしよう（Ⅱ）　―必要な喉頭の解剖―

舌の根元（舌根）に喉頭蓋があり，喉頭蓋の奥に声門があります（図1，図2）．喉頭鏡のブレードを舌根と喉頭蓋の間に置いて喉頭鏡を持ち上げることで声門が視認できます．これを喉頭展開といいます．

手技に最低限必要な解剖学や生理学などを説明しています．関連知識をさらに深めるために，専門書を読みましょう．

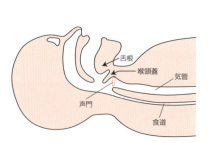

図1　頭頸部の縦断図

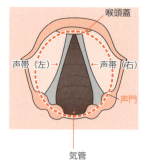

図2　喉頭展開したときの視野

実際にやってみよう　―手順の習熟―

1. 成人気道管理の手順
1) バッグマスク換気
   - □□　手指衛生を行い，手袋，マスク，フェースシールドまたはゴーグルを装着する．
   - □□　バッグバルブマスクを組み立てる．
   - □□　シミュレータの口元にマスクを当て，左手の拇指は鼻側，示指は口側に置いてマスクを顔面に密着させ鼻と口を覆う（写真5）．
   - □□　左手の中指，環指，小指で下顎挙上と頭部後屈をさせる．
   - □□　右手でバッグを揉み，1 分あたり 10 回程度で換気を繰り返す．

手技は必ず自分でします．見学だけでは絶対 No！です．実習時間は限られているので，課外時間などを利用して，患者さんを目の前にしても慌てないように，繰り返し練習します．

できた項目にチェックを入れます．手技順序も大切です．とりあえず 2 回分を用意しています．シミュレータ相手に訓練しますが，自然な流れになるように，臨床場面を想定した項目を加えている場合もあります．

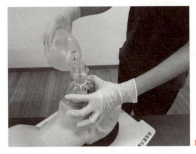

写真5 バッグマスク換気

利用するシミュレータの写真です．メーカによって機能が微妙に違ったりします．上手く活用しましょう．シミュレータは機械であり苦痛を訴えません．でも患者さんは違います．自分が患者だったらと思って，患者安全にも配慮しながら，緊張感をもって取り組まなくてはなりません．シミュレータは100万円単位の高価なものも少なくはなく，注意して取り扱います．

2. Don't do!

① 過剰な強さや回数でバッグを揉んではいけません．過換気になります．
② 喉頭鏡を粗暴に操作してはいけません．
③ 声門の視認が不十分なまま気管挿管を行ってはいけません
④ スタイレットを入れたまま挿管チューブを気管内へ深く進めてはいけません．
⑤ バッグをつないだ挿管チューブから手を離してはいけません．

決してしてはいけないことを列挙してあります．「…してはいけない」の7文字の見落としが，患者さんにとっては重大事故になります．

3. できたか評価しよう

項目	😃	😐
1. バッグバルブマスクの組み立てができた．	A	B
2. 気管挿管に必要な物品の準備ができた．	A	B
3. バッグマスク換気ができた．	A	B
4. 歯牙損傷せずに喉頭鏡を操作できた．	A	B
5. 声門がすべて視認できた．	A	B
6. 気管挿管ができた．	A	B

手順どおり，とりあえず2回やってから，課題発見のために自己評価をしてみます．簡単にA評価をしてはいけません．繰り返し練習し習熟したと思えたら，他者評価をしてもらいましょう．

4. FAQ

Q1：手が小さく，マスクの密着や頭部後屈が難しくてバッグバルブマスク換気ができません．どうしたらいでしょうか？
　A1：両手でマスクの保持と頭部後屈，下顎挙上を行い，介助者にバッグを揉んでもらう2人法が対処として有用です．
Q2：喉頭鏡操作による歯牙損傷を防ぐにはどうしたらよいでしょうか？
　A2：上顎の歯を「てこの支点」にして喉頭鏡を操作すると歯牙損傷が発生します．ハンドルを自分に付ける方向に操作するのではなく，上前方へと挙上するように操作します．

Frequently Asked Questions（よくある質問）です．何故そうなるのか，何故そうなのかの疑問に答えています．手技のコツや意味をいっそう理解できるでしょう．

さて復習 —臨床にふれる—

必ずその日に復習をします．ぐっと知識がふくらみ，臨床手技の重要性がいっそう認識できるでしょう．

1. 人工呼吸と気管挿管の適応

患者自身の自発呼吸で，適正な動脈血酸素分圧または二酸化炭素分圧を維持できない場合に，速やかに施します．
1）心肺停止（原因を問わず）
2）重度の意識障害を起こす病態
　頭蓋内出血，脳腫瘍，てんかん重積発作，薬物中毒，血清電解質異常，血糖値異常など
3）呼吸筋力の低下が生じる病態
　重症筋無力症，筋萎縮性側索硬化症（ALS），筋ジストロフィーなど
4）全身麻酔を行う際

2. バッグマスク換気，気管挿管以外の人工呼吸法

1）mouth-to-mouth 法

実習手技の関連臨床事項を整理しています．概要なので，これを手掛かりに自習をし，知識を深めましょう．

参考文献

1) 東澤知輝, 他：(経口) 喉頭鏡挿管. 医科器械学 1997；67：214-216.
2) 鈴木昭広, 他：最近の気管挿管用補助具の進歩. 臨床麻酔 2008；32：701-709.
3) 青山和義：必ずうまくいく！ 気管挿管 改訂版. 羊土社, 2009.
　＊フルカラーで気管挿管に必要な知識，技術について詳細に書かれています．
4) 森皆ねじ子：ねじ子のヒミツ手技 1st Lesson. SMS, 2009.

図書館やネット検索で入手して読んでみましょう．奥の深さがわかります．

vii

● 医学教育モデル・コア・カリキュラム（平成 28 年度改訂版）と本書項目との対応表

	本書のおもな該当項（章 – 項）
G　臨床実習	
G-3 基本的臨床手技	
G-3-1）一般手技	
⑤静脈採血を実施できる.	3－2
⑧動脈血採血・動脈ラインの確保を見学し，介助する.	3－3
⑨腰椎穿刺を見学し，介助する.	3－5
⑪尿道カテーテルの挿入と抜去を実施できる.	5－2
G-3-2）検査手技	
⑩腹部の超音波検査を実施できる.	3－6
G-3-3）外科手技	
②手術や手技のための手洗いができる.	1－3
③手術室におけるガウンテクニックができる.	1－4
④基本的な縫合と抜糸ができる.	5－1
G-3-4）救命処置	
②一次救命処置を実施できる.	2－1
G-4 診療科臨床実習	
G-4-4）シミュレーション教育	
ね ら い：医療安全の観点から臨床現場を想定した環境でシミュレーションによるトレーニングを積むことで，実際の臨床現場で対処できるようになる.	
教育方略：①シミュレータを用いて反復練習をすることで，臨床技能を磨く.	
②模擬患者の協力を得て，臨床技能（コミュニケーションスキルを含む）や医療者に求められる態度を身に付ける.	
③シナリオを用いたトレーニングを通して，状況判断，意思決定能力を獲得する.	
④チームトレーニングによって，チーム医療の実践能力を高める.	
⑤振り返りによって自己省察能力を高める.	

● 診療参加型臨床実習に参加する受験生に必要とされる技能と態度に関する
　学習・評価項目（第 3.1 版・平成 29 年 1 月 26 日）と本書項目との対応表

	本書のおもな該当項（章 – 項）
Ⅰ．医療面接および身体診察，手技に関する共通の学習・評価項目	
(1)　　　　1）医療安全	6－1
3）医療関連感染症（院内感染を含む）　4）医療廃棄物	1－2
(2)　　　　1）マナー　2）身だしなみ　3）ユニフォーム（白衣）　4）履物	1－1
(4)　　　標準予防策	
1）手指衛生	1－3
2）個人防護具使用の原則	1－2
3）手袋	1－5
4）ガウン	1－4
Ⅲ．全身状態とバイタルサイン	
(2)　　　医療安全	6－1
(9)　　　バイタルサイン	
4）血圧測定の準備　5）触診法による上肢の血圧測定	3－1
6）聴診法による上肢の血圧測定	
(11)　　下腿浮腫の診察	4－6
Ⅳ．頭頸部	
(3)　　　頭頸部の診察	
3）耳	4－3

Ⅴ．胸部		
(3)	聴診器の使用	4－1
(7)	心臓	
	1）視診　2）触診　3）聴診　4）心音	4－1
(9)	肺	
	3）聴診　4）呼吸音	4－2
Ⅵ．腹部		
(9)	病態に応じた精密診察法	
	5）直腸診	4－7
Ⅶ．神経		
(4)	脳神経の診察	
	2）視野　5）瞼裂・瞳孔/対光反射　6）眼底	4－4
Ⅸ．基本的臨床手技		
【一般手技】		
(1)	診察時の配慮：上記Ⅰ（1）（2）（4）を参照	
(2)	医療安全	6－1
(3)	手指消毒・衛生的手洗い	
	1）速乾性アルコール手指消毒薬による手指消毒	1－3
	2）流水による衛生的手洗い	
(4)	滅菌手袋の装着	1－5
(5)	静脈採血	
	1）採血前の確認　2）採血手技	3－2
(6)	持続的導尿（男性）	5－2
(7)	持続的導尿（女性）	5－2
(8)	乳房の診察	
	1）視診　2）触診	4－5
【外科手技】		
(1)	診察時の配慮：上記Ⅰ（1）（2）（4）を参照	
(2)	医療安全【一般手技も参照】	6－1
(3)	滅菌手袋の装着【一般手技（4）を参照】	1－5
(4)	手術時手洗い・ガウンテクニック	
	3）滅菌ガウンの装着	1－4
(5)	縫合	
	6）縫合　7）結紮　9）抜糸	5－1
Ⅹ．救急		
(2)	成人への心肺蘇生法	2－1
(3)	小児への心肺蘇生法	2－2
(4)	乳児への心肺蘇生法	2－4
(8)	バッグ・バルブ・マスクを用いた人工呼吸	2－4
(9)	蘇生チームによる心肺蘇生法	2－5
	1）心電図波形を評価し VF/Pulseless VT であれば除細動を迅速かつ安全に行う	2－3
	2）バッグ・バルブ・マスクや気管挿管等で胸骨圧迫と人工呼吸を継続する	2－1
		2－5

OSCE/Post-CC OSCE に役立つ
医学生のための
基本的臨床手技

第1章　基礎編

第2章　救急編

第3章　検査編

第4章　診察編

第5章　処置編

第6章　資料編

第1章　基礎編

1　臨床手技実習にのぞむにあたって
―参加型臨床実習に備える―

藤本眞一・車谷典男

　わが国の医学教育は，いま大きな変革期に差しかかっていて，掛け声だけでない，診療参加型臨床実習（第6章3参照）の実質化が求められています．

　その1つの方策が，平成28年度改訂版の医学教育モデル・コア・カリキュラムにも書きこまれた，シミュレーション教育の推進です．IT技術を取り込んだシミュレータを活用し，より実際的な臨床手技実習を通じて，student doctor に必須のアート（技能）を身につけさせるというものです．

　私たちは，こうした教育は早い方がよいと思っています．1つには，医科大学・医学部に入学してきた直後から開始することによって，医師になる動機づけを強化することが期待できると考えるからです．また，基礎医学と臨床医学のすべての座学が終了して初めて臨床手技を経験するといった学習方法よりも，入学早々であっても，解剖学や生理学の知識を求められる技能学習の準備のために，医学を主体的に学ぶ態度も養うことが期待できると考えているからです．

　目標は，1年次からシミュレータを駆使して，学年進行性に高次の技能を修得することにあります．教育学における学習目標の分類体系では，技能学習の目標は「模倣」「コントロール」「自動化」の順に位置づけられています．私たちは，これらのシミュレーション教育ののち，臨床実習を経験しながら，課外での自習も繰り返すことでより高次の技能をもつ医学生がたくさん登場してくることを期待しています．真の目標は，あくまで患者さんに安全で確実な臨床手技が実施できることであることから，シミュレータを患者さんと思い，真摯に対応することが求められます．そのための心がけをいくつかあげてみます．

1．患者安全（patient safety）の心がけ

　採血したり，皮膚を切開したり，臓器を摘出したりすることが，時には患者さんの生命を危険にさらす可能性があるにもかかわらず医師に許容されるのは，手技を受ける患者さんに利益があることを前提にしているからです．このことは，治療環境が不適切であったり，遵守されるべき手順が守られてなかったり，十分な技術水準に達していないのに実施したりすれば，傷害罪に問われることさえ意味します．医療関連感染対策も患者安全には必須です．"First, do no harm" はヒポクラテスの有名な教えですが，私たちは何よりも患者安全を心がけねばならず，単に座学のみならず，シミュレーション実習を通して，その実際と考え方の基本を身につけることが大切です．

2．医学的根拠を常に考える心がけ

　よい医師であることの条件の1つに，自分の行った医療行為の根拠を，いつでも理論的に明快に説明できることがあります．明快に説明できなければ，その医療行為が結果として成功したとしても，「何となくできた」の偶然にすぎなかったことになります．したがって，次も同様に成功するとは限らないばかりでなく，危険でもあります．手法を根拠の理解のないまま模倣するだけでは，個別性が高い医療現場にあってはまったく応用がききません．解剖学，生理学，病理学などといった基礎医学の生きた知識が極めて重要であり，基礎医学と臨床医学を行きつ戻りすればするほど，スパイラルアップ（好循環）して手技も安定し，新しい手技の着想と開発にもつながります．

3．事前学習と事後学習の心がけ

　インストラクターの指導下で行う実習に与えられる時間は無制限ではありません．その時間を有意義なものにするためにも，①その手技の臨床目的，②手技に使用する装置・器具・部品の名称，③関連する解剖や

生理学などの知識，さらには④手技手順の確認などを，事前学習しておくべきです．そして，わからないことは自分で調べたり，インストラクターへの質問を書き出したりしておくことも大切です．実習時間は，実際にやってみないとわからないことの修得に時間を割くべきです．優れた臨床医は，さまざまな状況に即応できるように，普段から勉強しているものなのです．周到な事前準備なくして成功はありません．臨床手技の具体的なイメージがつかめたら，事後学習としての関連する臨床医学課題はより興味あるものとなることでしょう．

4．習熟するまで繰り返す心がけ

インストラクターが見せてくれるお手本は簡単そうに見えます．しかし，実際にやってみると，血圧測定ひとつにしても，初心者がそうそう簡単にできるものではありません．初心者にしてはよくできたと褒めてくれてはいても，診療参加型臨床現場で安心して任せられるなどとは露にも思ってはいないはずで，学習者は勘違いしてはいけません．正しい手順を理解し，確実にできるようになるだけでも時間がかかります．ましてや，それを間違いなく迅速にできるようになろうとすれば，実習時間だけでできるはずもありません．習熟するまでには，課外時間や休暇を活用して，シミュレータ相手に格闘することが必要です．診療参加型臨床実習の実質化のために当然な主体的学習です．

5．ルールとマナー守る心がけ

社会的規範を守るのは無論のことに加え，自分なら，どのような医師に診てもらいたいと思うかを考えて，自らの行動を律すべきです．茶髪にメッシュが入った頭髪で，鼻ピアスをし，ジーンズをだらしなく穿き，しわくちゃの白衣で診察椅子にふんぞり返り，乱暴な口のきき方をする医師に診てほしいと思うでしょうか．ここまで極端な例でないにしても，医師という仕事は相手がいて初めて成立するものであり，患者さんはどう感じているのか，社会はどのような医師を期待しているのかに敏感であるべきです．
  1）服装は常に清潔にし，薄汚れたり，しわが入ったりしている診察衣は着用してはいけません．シミュレータ相手から習慣づけます．華美なアクセサリーや服装も，女性では丈の短いスカートも禁止です．
  2）大きな音がする履物は，静かさを求める患者さんには不快感を与えます．ピンヒールやハイヒールも禁止です．医療行為にも適していません．足趾が隠れない履物も医療安全の立場からは不可です．
  3）大きく書かれた名札を常に着用します．匿名で行う医療行為は存在しません．

6．シミュレータの取り扱いに関する心がけ

シミュレータの中にはきわめて高価なものもあり，その点でも慎重，丁寧に扱うことが求められますが，使用法についての曖昧な知識のままでは危険なこともあります．事前学習をし，インストラクターの説明と実際の手技をよく観察して，真剣に取り組む態度が必要です．手技実習は遊びではありませんし，シミュレータは高価なおもちゃでもありません．皆さんに臨床手技の手ほどきをしてくれ，臨床場面で戸惑わないよう自信を与えてくれる優れた教材なのです．大切に活用しましょう．

第1章　基礎編

2 医療関連感染の対策
―臨床手技・医療行為を成功させるための必須要素―

笠原　敬・三笠桂一

本対策の臨床目的

手指衛生や個人防護具着用などの標準予防策は，すべての医療行為を成功に導くための必須の感染対策で，個々の臨床手技の手順に組み入れることが重要である．

学習到達目標

□医療関連感染の概念を説明できる．
□米国 CDC が例示する感染の可能性のある物質を説明できる．
□標準予防策の9つの構成要素を列挙し説明できる．
□個人防護具の着脱のタイミングを説明できる．
□スポルディング（Spaulding）の分類を説明できる．

医療関連感染とは

医療関連感染（healthcare associated infections：HAIs）とは，文字どおり「医療行為に関連した感染（症）」で，代表的 HAIs として，血管内留置カテーテル関連感染（catheter related bloodstream infection：CRBSI），尿道留置カテーテル関連感染（catheter associated urinary tract infection：CAUTI），人工呼吸器関連肺炎（ventilator associated pneumonia：VAP），手術部位感染（surgical site infection：SSI）などがあります．

HAIs は入院病棟のみで発生するものではありません．医療が提供される現場であればどこでも，すなわち外来診療や在宅診療，長期療養施設などでも発生します．

マスコミなどでは「インフルエンザ」「結核」「メチシリン耐性黄色ブドウ球菌（MRSA）」のなどの院内アウトブレイク（集団発生）が，よく「院内感染」という表現で報道されています．しかし，これらは HAIs のごく一部にすぎません．HAIs は，原因微生物の種類や発症場所，発症人数の多少，感染か発症かを問わず，予防しなくてはならない感染（症）として理解する必要があります．

HAIs の予防は，単に HAIs を発生させないというだけではなく，問診や身体所見そして臨床手技などを含めてすべての医療行為を成功させるための重要な手段となります．各臨床手技において，手指衛生，個人防護用具の着用や消毒など HAIs 予防のさまざまな要素を確実に実行できるようにする必要があります．

標準予防策（standard precaution）

2009 年に新型インフルエンザが流行した際に，わが国各地の空港では「国内への侵入を食い止める」すなわち「水際対策」として，サーモグラフィーによる感染者のスクリーニングを入国窓口で躍起になって行っていました．しかし皮肉なことに，国内 1 例目の新型インフルエンザ患者は海外渡航歴のない高校生で，かかりつけ医の受診で発見されました．つまり，水際対策をかいくぐった感染者が入国してしまっていて，気がついた時には感染症が広がっていたというわけです．この例からわかることは，「どの人がどんな感染症にかかっているか」を事前に 100% 察知して対応するなどは不可能ということです．感染症はそういう性質のものです．

したがって，対象者が「どんな感染症をもっているか（あるいはもっていないか）はわからない」という前提で行動することが，特に医療現場では求められています．アメリカ疾病予防管理センター（Centers for

Disease Control and Prevention：CDC）のガイドラインは，「患者の血液，体液（唾液・胸水・腹水・心嚢液・脳脊髄液など），分泌物（汗は除く），排泄物（尿や便など）」（湿性生体物質）と「傷のある皮膚や粘膜など」を「感染の可能性のある物質とみなして対応すること」を求めていて，その対応策を標準予防策とよび，9つの要素（表1）をあげています．順に説明します．

表1 標準予防策の9つの構成要素

1. 手指衛生
2. 個人防護具の適切な使用
3. 呼吸器衛生・咳エチケット
4. 患者配置
5. 安全な注射手技
6. 環境の維持管理
7. 患者に使用した医療器具の取り扱い
8. リネン・食器類の適切な取り扱い
9. 腰椎穿刺時の感染防止手技

1. 手指衛生

手指を衛生的に保つことです．第1章3で詳しく説明します．

2. 個人防護具（PPE）の適切な使用

血液や体液，排泄物に触れるとき，傷のある皮膚や粘膜に触れるとき，あるいは血液や体液で汚染された物品に触れるとき，さらには血液や体液などの飛散が予想されるときには，それぞれに対応した適切な個人防護具（図1）を着用しなければなりません．そして，個人防護具着用の前とあとには手指衛生が必須です．

手袋　　ガウン　　エプロン　　マスク　　アイシールド付きマスク

図1 個人防護用具の例

（1）手袋（gloves）

手袋の着用は体液曝露などから医療者の手指を守ります．また，医療者の手指に付着している微生物の患者さんへの伝播を防ぐ役割もあります．滅菌手袋と未滅菌手袋があり，使い分けについてはWHOが提唱している「手袋ピラミッド」（図2）を参考にします．接触感染予防策（後述の表4）の場合には，体液曝露の可能性がなくとも入室時に手袋を着用しなければなりません．

（2）ガウン・エプロン（gown and apron）

ガウンは体幹と両上肢を，エプロンは体幹を，それぞれ体液曝露から守ります．常に手袋と組み合わせて着用します．また接触感染予防策（後述の表4）の場合は手袋の場合と同じく入室時に着用します．

（3）マスク（mask）

口および鼻を体液曝露から守ります．また逆に医療者から患者さんへの病原体の飛散を防ぐ役割もあります．N95マスクは直径0.3 μmの粒子を95％以上捕捉できる性能をもったマスクのことですが，結核，水痘，麻疹などの空気感染予防策（後述の表4）として用いられます．注意すべきは，N95マスクは患者さんではなく医療者が着用すべきものです．N95マスクは顔面にフィットしないと意味がないので，正しいサイズを知るためのフィットテストと，息が漏れていないかどうか着用時に確認するためのシールチェックとの両方が重要です．

（4）ゴーグル（goggle）

目を体液曝露から守ります．喀痰の吸引時や内視鏡検査時，外科手術時などで目に体液の飛散が予想されるときに装着します．

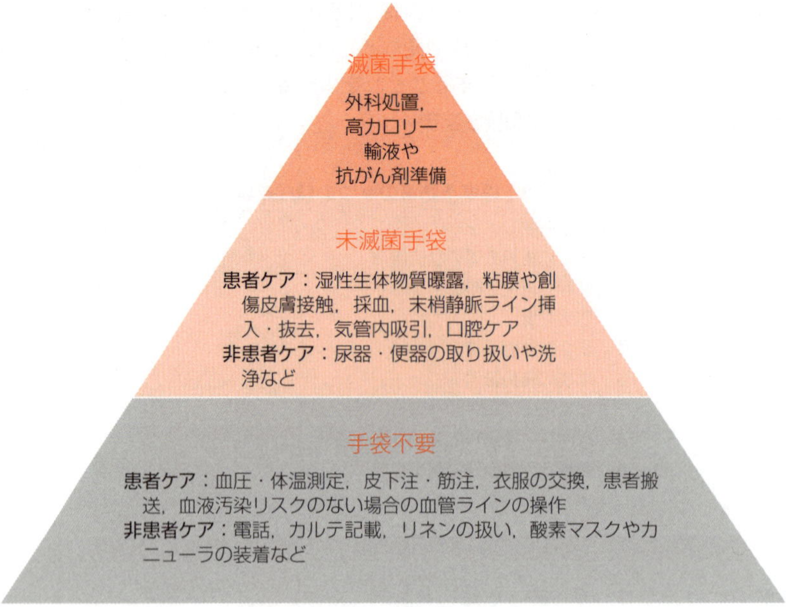

図2 WHOの手袋ピラミッド

3. 呼吸器衛生・咳エチケット

呼吸器衛生・咳エチケットで咳やくしゃみによる微生物の飛散・伝播を防止します（**表2**）.

表2 呼吸器衛生・咳エチケットの具体例

1）咳やくしゃみをするときにはティッシュで鼻や口を覆い，使用後のティッシュは足踏み式など手で蓋を開けなくてもよいゴミ箱に捨てたあと，手指衛生をします.
2）インフルエンザなど呼吸器感染症が流行している時期には，咳やくしゃみなどをしている患者さんにマスクを渡して着用してもらいます．飛沫は約1m飛散しますので，周りの者から最低1mは離します．
3）医療機関は手指衛生剤，ティッシュ，ゴミ箱やマスクなどを用意します.
4）医療機関は呼吸器衛生や咳エチケットについてポスター類を，玄関や外来など目にふれるところに掲示し，注意喚起します.

4. 患者配置

咳やくしゃみ，嘔吐や下痢，開放性の傷からの膿汁などによって，微生物を伝播させる危険性の高い人の入院には個室を考慮します.

5. 安全な注射手技

ウイルスや細菌を原因とする注射薬の汚染による感染事例が多発しています．また，注射薬の誤投与も発生しています．これらの防止のために，注射薬のバイアルまたはアンプルから薬剤を取り分ける場合に，①同一の注射薬を複数の患者で共有しないこと，②取り分けに用いたシリンジ（注射筒）および針は1回ごとに使い捨てることの2つが重要で，CDCは「One and Only キャンペーン」としてこの原則の徹底を図っています.

採血用の注射針には安全性が工夫されたものがあるので（**写真1**），こういった安全器材（**写真2**）の使用や，使用した針などの鋭利物（シャープス：sharps）は速やかにシャープスコンテナー（鋭利物廃棄容器：第3章2参照）に廃棄することが大切です.

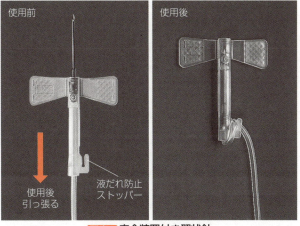

写真1 安全装置付き翼状針
ルートを引っ張ると針先が鞘の中に格納される．次いでルートを液だれ防止ストッパーに引っかけ固定する．

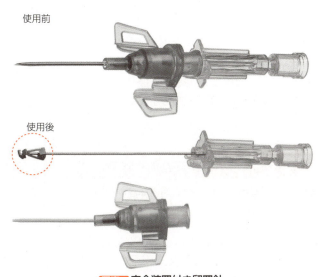

写真2 安全装置付き留置針
内筒を抜くと，針先が自動的にカバーされる．

6．環境の維持管理

　医療環境，特に病室のベッド柵やナースコールなどの高頻度接触面（high touch surface）は適切な薬品で清拭・消毒をします．通常は第4級アンモニウムなどの低水準消毒薬を使用しますが，アルコールなどを用いてもかまいません．注意すべきは，*Clostridium difficile* などの芽胞を形成する細菌やノロウイルスなどのエンベロープをもたないウイルスに対してアルコールの有効性は低いので，次亜塩素酸ナトリウムを用います．いずれの場合でも消毒の前に，まずは清拭や洗浄によって汚れを物理的に除去することが重要です．電子カルテのキーボードやマウスなど医療従事者が使用する物品も定期的に清拭・消毒をします．

7．患者に使用した医療器具の取り扱い

　患者に用いた医療器具は，スポルディング（Spaulding）の分類（表3）に基づいて適切に滅菌・消毒・洗浄をします．適切な滅菌・消毒効果を得るためには，まずは洗浄などで物理的に汚れを除去する必要があります．

表3 スポルディングの分類

1) **クリティカル（critical）：滅菌**
   無菌の組織や血管系に挿入する器材．たとえば，植え込み器材，外科用メス，針，その他の手術用器材など
2) **セミクリティカル（semi-critical）：高水準消毒**
   粘膜または傷のある皮膚と接触する器材．たとえば，呼吸器回路，気管内チューブ，内視鏡など
3) **ノンクリティカル（non-critical）：低水準消毒または洗浄・清拭**
   傷のない正常の皮膚に接触する器材．たとえば，便器，血圧計のカフ，聴診器，体温計，テーブル，ドアノブなど

8. リネン（シーツ・タオル類）・食器類の適切な取り扱い

　シーツなどのリネンは，汚れを広げないために，できるだけ丁寧に取り扱います．リネンカートは汚染したリネンからのエアロゾルが飛散しないようなデザインのものがよいでしょう．日常生活では食器類の消毒は不要ですが，ノロウイルス感染患者の食器などで消毒を必要とする場合は，一定の温度と接触時間（たとえば80℃で10秒間など）が必要になります．病院で使用した食器類を処理する食器洗浄機などは，通常この要件を満たしたものが使用されています．病棟などでは洗浄後，次亜塩素酸ナトリウムによる浸漬消毒（200 ppm で 5 分以上など）をします．

9. 腰椎穿刺時の感染防止手技

　脊柱管や硬膜下腔にカテーテルを留置したり薬剤を注射したりするときには，術者はサージカルマスク（医療用マスク）を着用します．マスクなしでこれらの手技を行った術者の口腔内細菌による感染事例が複数報告されているからです．

感染経路別予防策

　以上の標準予防策に加えて，患者が保有している病原体が判明した場合，その病原体に対応した感染経路別予防策を行う必要があります（表4）．

表4 病原体別の感染経路別予防策の実際

病原体	予防策名	予防策の実際
MRSA，多剤耐性緑膿菌，ノロウイルスなど	接触感染予防策	個室隔離，医療従事者は入室前に手袋およびエプロンまたはガウンを着用．退室前に病室の中で個人防護具を脱ぐ，患者に使用した物品はなるべく患者専用にする
インフルエンザ，風疹，ムンプス，百日咳，マイコプラズマなど	飛沫感染予防策	個室隔離，医療従事者は入室前にサージカルマスクを着用
結核，水痘，麻疹	空気感染予防策	陰圧室に隔離．医療従事者は入室前に N95 マスクを着用

その他の対策

1. 予防接種（vaccination）

　針刺し事故や患者さんの血液などが眼内に入るなどの粘膜汚染事故により，B 型肝炎や C 型肝炎，HIV などの感染の可能性がありますが，このうち B 型肝炎は予防接種で予防可能です．麻疹・風疹・水痘・流行性耳下腺炎の予防も予防接種で可能です．これらの疾患に免疫のない人は予防接種が必要です．また，インフルエンザワクチンは毎年流行前に接種が必要です．

2. 針刺し・切創，血液・体液曝露事故への対応

針刺し事故や切創事故による血液媒介病原体のおよその感染率は，B 型肝炎ウイルスで 30%，C 型肝炎ウイルスで 3%，HIV で 0.3% とされています．事故対策にはいくつか重要なポイントがあります．

1）安全装置付き器具を用います（写真 1，2）．

翼状針や静脈留置針，血液ガス採取キットなどには安全装置が付いているものがあります．

2）鋭利物廃棄容器を用意します（第 3 章 2 参照）．

3）手袋の着用

手袋の着用で針刺し事故や切創事故が減るわけではありませんが，感染率は低下させることができます．

4）事故発生時の対応

事故発生時は流水で洗浄し（血液の絞り出しや消毒は必要ありません），速やかに病院のルールに従って行動しなければなりません．B 型肝炎はワクチンを接種しておくことで予防できますし，HIV は事故後速やかに抗 HIV 薬を内服することで感染率を低減させることができます．

FAQ：よくある質問

Q1：麻疹，風疹，水痘・帯状疱疹，ムンプスの抗体価はどう評価するのですか？

　A1：日本環境感染学会の「医療関係者のためのワクチンガイドライン第 2 版」

　　http://www.kankyokansen.org/modules/news/index.php?content_id＝106 が参考になります．

Q2：採血や静脈ラインの留置を血管がわかりにくい場合に素手で行ってはいけないのでしょうか？

　A2：いけません．これらの手技は手指衛生（第 1 章 3）を行って手袋を着用して行うのが正しい手技です．正しい手技で行えるように訓練してください．

Q3：聴診器も患者さんごとにアルコール綿などで拭いた方がよいのでしょうか？

　A3：黄色ブドウ球菌などが付着し，聴診器を介した微生物の水平伝播が報告されています．聴診器も患者さんごとにアルコール綿などで拭く方がよいでしょう．

Q4：皮下注や筋注では手袋は必要でしょうか？

　A4：WHO の手袋ピラミッドでは皮下注および筋注では手袋不要となっています．これは皮下注および筋注では出血のリスクが低いことが根拠になっています．しかし，患者さん間での手指衛生は必要です．なお手袋を着用してもかまいませんが，その場合は患者さんごとに交換することと手指衛生が必要です．

参考文献

1）Guidelines for isolation precautions：preventing transmission of infectious agents in healthcare settings（2007）．https://www.cdc.gov/infectioncontrol/guidelines/isolation/index.html

　　＊CDC の隔離予防策のガイドラインです（英語）．

2）矢野邦夫（監訳）：隔離予防策のための CDC ガイドライン 医療現場における感染性微生物の伝播の予防 2007 年．http://www.maruishi-pharm.co.jp/med/cdc/all02.pdf

　　＊CDC の隔離予防策のガイドラインの日本語翻訳版です．

3）矢野邦夫：ねころんで読める CDC ガイドライン—やさしい感染対策入門書．メディカ出版，2007．

　　＊CDC ガイドラインについて気軽に読める入門書です．シリーズになっていて第 4 号まで出版されています．

第1章　基礎編

3 手指衛生
―医療関連感染予防の最大の武器―

笠原　敬・三笠桂一

本手技の臨床目的

手指衛生は標準予防策の1つであり，最も重要な感染対策の1つである．①手洗いと手指消毒の選択，②手技，③タイミングの3つを適切に行うことで，医療関連感染を減少させる．

手技実習到達目標

□手指衛生，手洗い，手指消毒の違いを説明できる．
□手洗いが必要な場面を説明できる．
□手指衛生の5つのタイミングを説明できる．
□アルコール擦式手指消毒薬を用いて手指衛生ができる．
□流水と石けんを用いて手指衛生ができる．

手指衛生（hand hygiene）の種類

医療関連感染（第1章2）対策には，手指衛生，手洗い，手指消毒といった用語の正確な使い分けや，手指消毒が第一選択であること，さらには手洗いを行うべき状況について正しく理解しておく必要があります．手指衛生（hand hygiene）には，流水と石けんによる手洗い（hand washing）と，アルコール擦式手指消毒薬による手指消毒（hand disinfection）の2種類があります．

医療施設における手指衛生の第一選択は，アルコール擦式手指消毒薬による手指消毒です．理由として，①短時間で優れた殺菌効果を示す，②簡便で消毒薬さえあればどこでもできる，③手洗いと比べて手荒れが少ない，といったことがあげられます．一方，流水と石けんによる手洗いを行うべき状況として，①手指が汚染されていることが肉眼でもわかる，②アルコールが効きにくい病原体（*Clostridium difficile* などの芽胞形成菌やノロウイルスやアデノウイルスなどのエンベロープのないウイルス）による汚染，などの場合があげられます．

手指衛生の適応

「いつ」手指衛生を行うべきかについては，2009年にWHOが提唱した「手指衛生5つの瞬間（my five moments for hand hygiene）」によって明確に規定されています（図1）．

患者と患者周辺の領域を患者ゾーンとよびます．患者はそれぞれ固有の微生物をもっており，患者の身体だけでなく，周辺にも患者に関連する微生物が存在しているという考え方です．患者ゾーンは患者ごとに存在し，患者ゾーン以外の領域を医療ゾーンとよびます．患者ゾーンは病室だけでなく，患者が存在すればその周辺が患者ゾーンとなります．したがって外来診察室や待合，リハビリなどでも患者ごとに患者ゾーンが存在することになります．

手指衛生5つの瞬間のうち，「1. 患者に触れる前」と「4. 患者に触れたあと」，「5. 患者環境に触れたあと」の3つは，患者ゾーンと医療ゾーンとで微生物を行き来させないための手指衛生の瞬間です．

一方，手指衛生を行って患者ゾーンに入ってから，再度手指衛生を行わなければならない場合があります．それが「2. 清潔・無菌操作の前」，「3. 体液曝露のあと」です．患者ゾーンに入ったあとに色々と作業をしてから，採血や創処置などの清潔・無菌操作を行う場合があります．このような場合に，たとえ患者がもと

もともっていた微生物であっても，それが原因で菌血症や創部感染症を起こしてよいということにはなりません．そのため「2. 清潔・無菌操作の前」には改めて手指衛生が必要になりますし，また「3. 体液曝露のあと」には医療者が自分を守るために手指衛生が必要になります．

患者ゾーンで手指衛生を行う場合に，廊下などに置いてあるアルコール擦式手指消毒薬を使用することはできません．したがって「2. 清潔・無菌操作の前」と「3. 体液曝露のあと」の手指衛生を適切に行うためには，アルコール擦式手指消毒薬を携行します．

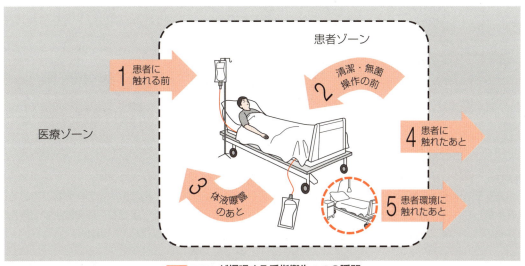

図1 WHOが提唱する手指衛生5つの瞬間

手指衛生（hand hygiene）の手順

1. 手順

手指衛生の手順は手指消毒（図2）と手洗い（図3）で一部異なりますが，手指の擦り方に大きな違いはあ

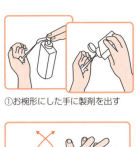
①お椀形にした手に製剤を出す

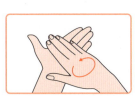
②手のひら全体に製剤を伸ばす

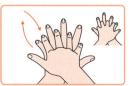
③手の甲をもう片方の手のひらで擦る〈両手〉

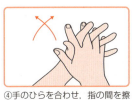
④手のひらを合わせ，指の間を擦る

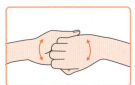
⑤指を丸め，互いの手のひらで上下に擦り合わせる

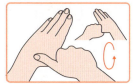
⑥親指をもう片方の手のひらで包み込みながら擦る〈両手〉

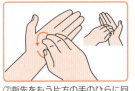
⑦指先をもう片方の手のひらに回転させながら擦る〈両手〉

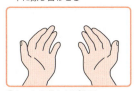
⑧しっかり乾かせば完了

全工程時間 20〜30秒

図2 アルコール擦式手指消毒薬を用いた手指消毒の手順

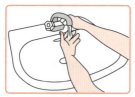
①-1 流水で手を濡らす

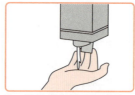
①-2 必要な量の石鹸を手に取る

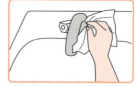
②〜⑦は図2と同じ

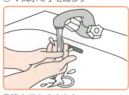
⑧流水でよくすすぐ

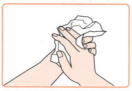
⑨使い捨てのペーパータオルで皮膚に優しく押し当てて拭く(皮膚を擦りながら拭かない)

⑩ペーパータオルを使用して蛇口を閉める

図3 流水と石けんを用いた手洗いの手順

全工程時間 40〜60秒

りません．図2①の代わりに図3①-1と①-2が，図2⑧のかわりに図3⑧-⑩が入ります．

　指先を最も清潔にしなければならないことや，洗い残しが多い部位は指と指の間や指の背側などであることを意識しながら手順どおり行います．手指消毒の手順の最後に手首を擦ると手指が手首の微生物で再汚染されるので，アルコール擦式手指消毒薬を用いた手指消毒の手順では必要とされていません．

2. Don't Do!
①手指衛生の手技を手順どおりにすると，アルコール擦式手指消毒薬の場合で20〜30秒，流水と石けんの手洗いの場合で40〜60秒を要します．これより短い時間で手指衛生を済ませては（たとえばパタパタと手を振って乾燥させるなど）いけません．
②指輪や腕時計を着用したまま手指衛生を行ってはいけません．
③特別な理由がない限り，手袋の上からアルコール擦式手指消毒薬で消毒はしてはいけません（下記4のQ2参照）．
④手袋装着中に手指衛生の適応が発生した場合，手袋を装着し続けて手指衛生を省略してはいけません．手袋を脱いで手指衛生を行って，また新しい手袋を着用します．

3. 自己評価をしてみよう

項目	😄	🙂	😟
1. 手指衛生，手指消毒，手洗いの違いを説明できた．	A	B	C
2. 手洗いが必要な状況を説明できた．	A	B	C
3. アルコール擦式手指消毒薬による手指消毒を手順どおりにできた．	A	B	C
4. 流水と石けんによる手洗いを手順どおりにできた．	A	B	C
5. 患者ゾーンと医療領域について説明できた．	A	B	C

4. FAQ
Q1：アルコールを使うと手荒れがひどいのですが，どうしたらよいでしょうか？
　A1：手荒れの多くはアルコールに対する過敏反応ではなく，乾燥が原因です．ハンドクリームなどを使用して手荒れ対策をします．ひどい手荒れの場合には皮膚科の受診を勧めます．
Q2：手袋の上から手指消毒を行ってはなぜいけないのでしょうか？
　A2：手袋はアルコールによる消毒を想定して製造されていないため，アルコール消毒をすると破れやすくなる可能性があります．また手袋を装着したままの手指衛生の手順は確立されていません．
Q3：手指衛生5つの瞬間で，環境に触れたあとの手指衛生は必要なのに，なぜ環境に触れる前の手指衛生は

必要ないのでしょうか？

A3：WHO は環境に触れる前にも手指衛生を行った方がよいかもしれないが，それを入れると 6 つの瞬間になり，適応が増えると記憶・実践が困難になるために推奨から省いているとしています．環境に触れる前に手指衛生を行ってはいけないということではありません．

参考文献

1）笠原　敬：理系のための手指衛生講座．KANSEN Journal No. 54（2015.03.26）　http://www.theidaten.jp/journal_cont/20150312J54-1.htm
　＊手指衛生について日本語でわかりやすく解説しています．

2）WHO guidelines on hand hygiene in health care. http://www. who. int/gpsc/5may/tools/9789241597906/en/
　＊WHO が 2009 年に発表した手指衛生のガイドラインです．

3）Longtin Y, et al：Videos in clinical medicine. Hand hygiene. N Engl J Med 2011；364：e24.
　＊動画の日本語訳が以下の URL で視聴できます．一見の価値があります．
　　http://www.dailymotion.com/video/x15rm0f

Column 　皮膚・粘膜曝露事故の発生とその対策

　大阪府内の病院の女性医師が手術中の粘膜曝露が原因で，C 型肝炎を発症したことが 2002 年に報道されました．C 型肝炎に感染した乳がん患者の手術中に，飛散した患者の血液が医師の眼の中に入ったということでした．加えて，その医師が翌年出産した赤ちゃんも C 型肝炎に感染していることがわかりました．針刺し事故と比べると粘膜曝露事故は軽視される傾向にありますが，その報告数は年々増えており，500 床以上の病院で年間 10 件前後の報告があります．

　皮膚・粘膜曝露事故の発生場所としては，手術場だけでなく病室や分娩室，内視鏡室など多岐にわたっています．特に多いのが動脈ラインに接続した注射器の操作時に圧がかかって動脈ラインと注射器の接続部が外れて血液が飛散したり，局所麻酔の注射などで圧がかかって針と注射器の接続部が外れて血液混じりの薬液が飛散したりする事例です．そのほかにも冒頭の事例のような処置中の血液の飛散や，尿や体液などを廃棄する際の跳ね返りなどもしばしば発生しています．体液曝露事故はその事故の性質上，一度に複数の職員が曝露することもめずらしくなく，「自分は助手だから」「介助だから」といって安心することはできません．

　「いやいや，眼まではなかなか体液は飛んできませんよ」という医療関係者もいますが，マスクで覆われる鼻と目の距離は数 cm ですから，常識的に考えて「鼻までは飛んでくるけど眼には飛んでこない」なんていうわけはありません．実際に手術中に装着したゴーグルを調べたところ，45% に体液の付着を認めたという報告があります[1]．「気付いていない」だけで，実際には眼への曝露は思った以上に発生しているのです．

　このような皮膚・粘膜曝露事故の対策に必要なのが個人防護具，中でも眼への飛散を防止するゴーグルやフェイスシールドです．しかし残念ながらこれらの防護具の装着率は極めて低く，その理由として「装着すると視野が狭くなる，見にくい」といったことや，「装着しようと思ってもすぐに入手できる場所にない」などがあげられています．また「周囲の人や先輩が装着しないため，自分も装着しにくい」という声もあります．分娩時に羊水を眼に浴びた医師は，「前の病院ではゴーグルを必ず装着していたが，新しい病院では誰も使用していなかったので装着しづらかった」と言っています．人気ドラマ「コウノドリ」でも，分娩時は出演者の皆さんはいまやゴーグルを装着されています．

　皮膚・粘膜曝露事故は無視できない頻度で起こっていることを正しく認識する必要があります．そしてゴーグルやシールドなどの個人防護具を装着しやすい環境を整備していくことが重要です．

1）Davis CG, et al. Blood and body fluid splashes during surgery-the need for eye protection and masks. Ann R Coll Surg Engl 2007；89：770-772.

（笠原　敬）

第1章　基礎編

4 滅菌ガウンテクニック
―不潔にならない方法と手順―

山田高嗣

本手技の臨床目的
外科手術の際は感染防止のために滅菌ガウンと滅菌手袋を使用するが，ガウンテクニックはその着用にあたって滅菌ガウンを清潔に保つことを目的としたものである．

手技実習到達目標
□滅菌ガウンを着用する手順を説明できる．
□滅菌ガウンの清潔・不潔の部位を説明できる．
□滅菌ガウンを無菌的に取り出すことができる．
□滅菌ガウンを周囲に触れないよう手を伸ばして広げることができる．
□介助者と連携して紐を結び着用できる．

1. 滅菌ガウンテクニックの手順

1）着用準備

　爪を短く適切に切ってあることを確認します．すでに着用済みの手術用帽子やマスクは滅菌ではないので，不潔であることを認識しておかねばなりません．手洗いののち，介助者を呼んで着用介助を依頼します．

2）着用手順

　以下に，着用手順を示します．

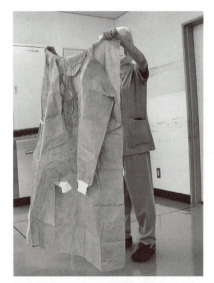

①両手でガウン（手術衣）の襟首を持ち下に垂らす．マスクになる部分とその紐も前に垂らす．床にガウンが着かないように注意する．

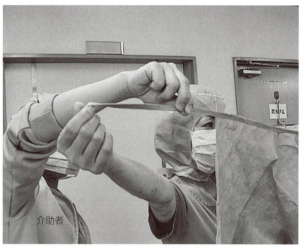

②右手で肩紐の先を持ち，介助者（うしろの人）に渡す．

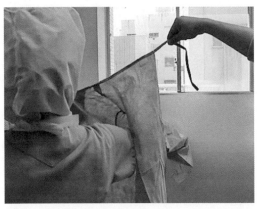
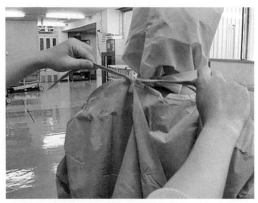

③介助者の手や体に触れないように注意して袖を通す．袖を通す際は，腕が自分の体（前胸部）に触れないようにする．左手も同様に袖に腕を通す．

④介助者は受け取っていた両方の肩紐を結ぶ．さらに，ガウンの内側に紐やマジックテープなどがあれば，ガウンがずれないよう固定する．

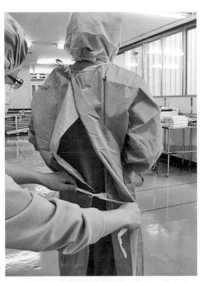

⑤介助者はガウンの内側腰部にある紐を結ぶ．

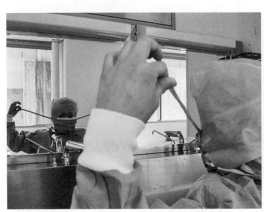
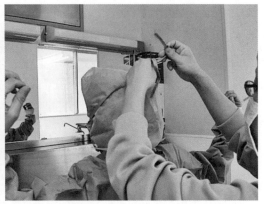

⑥ガウンの前に垂らしたマスク（滅菌）部分の紐の先端を持って，鏡で確認しながら，未滅菌マスクの上端から1～2 cm下に位置するように当て，紐を介助者に渡す．この時，介助者の手に触れないように注意する．介助者は紐の中心を持ち頭頂付近で結ぶ．

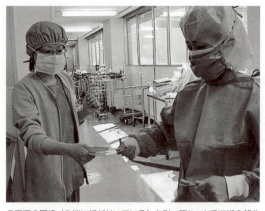 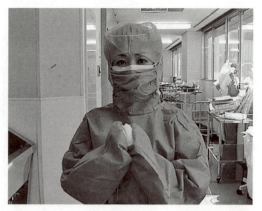

⑦正面の腰紐（先端に紙が付いている）を引っ張り，右手で紙の部分を介助者に渡して体の前からうしろ，そして前へ一周回してもらい，それを右手で受け取り，左手側の腰紐と正面で結ぶ．

⑧ガウン着用後は，清潔状態を保つために，両手を下げないように腕の高さで軽く曲げ，手を前で組んだまま，手袋着用（第1章5）に向かう．

2. Don't Do!

①帽子から頭髪（特に前髪）を露出させてはいけません．
②マスクから鼻や顎を出してはいけません（口，鼻，顎を完全に覆うように着用します）．
③未滅菌のマスクや帽子に触れてはいけません．
④介助者が触れた紐や背中は不潔であるため，他の人のガウンの背中側を触れてはいけません．
⑤滅菌手袋を着用するまでは，ガウンから手指を出してはいけません．

3. 自己評価をしてみよう

項目	😁	🙂	😢
1. 帽子から頭髪は出ていなかった．	A	B	C
2. 滅菌ガウンを無菌的に取り出せた．	A	B	C
3. 滅菌ガウンを清潔に広げることができた．	A	B	C
4. 介助者に触れないように紐を渡すことができた．	A	B	C
5. 介助者に触れないように着用できた．	A	B	C

4. FAQ

Q1：どんな場所で着用するのがよいのでしょうか？
　A1：目の前に不潔なものがない，比較的広いスペースを選んで着用の介助をしてもらいます．
Q2：紐を介助者に清潔で渡すにはどうしたらよいでしょうか？
　A2：介助者の手に当たらないように，紐の先端を持ち，渡す瞬間は静止するのがコツです．

第1章 基礎編

5 滅菌手袋の着用
―手術用手袋を清潔に装着する―

山田高嗣

本手技の臨床目的
手洗いで手指に存在する皮膚常在菌を完全に除去することは不可能であるため，術中の清潔を維持するために滅菌手袋を着用する．

手技実習到達目標
☐ 滅菌手袋の着用手順を説明できる．
☐ 滅菌手袋の入った紙袋を処置台に置き，手指が手袋に触れないように広げることができる．
☐ 左手袋を不潔にならないよう着用できる．
☐ 右手袋を不潔にならないよう着用できる．

1. 滅菌手袋の着用手順

1）準備

　爪を短く適切に切ってあることを確認し，装飾品や腕時計は外します．手洗い後，滅菌ガウンの着用（第1章4）に続いて行います．自分の手の大きさに合った手袋の大きさを覚えておく必要があります．

2）着用の手順

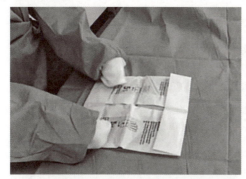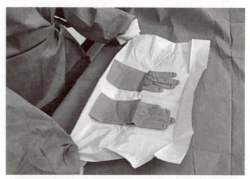

①指が手袋に直接触れないよう（左の写真）に外袋を持って開く（右の写真）．

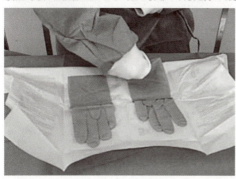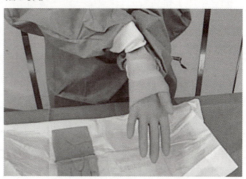

②片手で手袋の折り返し部分の手関節側の端を持ち，反対の手にはめる．手袋の表側には絶対触れないようにする．折り返し部分はそのままにする．

17

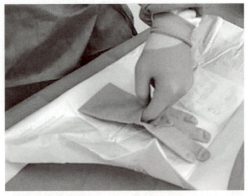
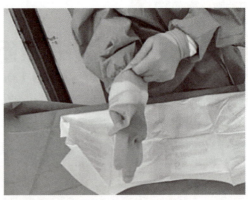

③手袋を着用した手で，もう片方の手袋の折り返し部分の内側に指を入れ持ち上げ，反対の手にはめる．手袋を着用した手は清潔とし，未着用の手には触れないようにする．

④先にはめた手袋の手首の折り返し部分を内側から，反対の手の指先で手首に触れないように伸ばす．反対側も同じ要領で伸ばす．

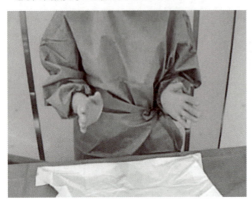
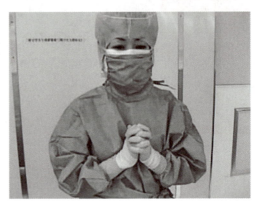

⑤着用したら指先に余りがないように手袋の緩みを伸ばしておく．着用後は，両腕を屈曲，両手指を胸の前で保持して，指先は上を向けて，滅菌手袋が不潔なものに接触しないよう注意して，清潔状態を保つ．

2. Don't Do!

①手洗いを行ったあとの手であっても，素手で手袋の表側に触ってはいけません．
②手洗いのあとであっても，手袋の手首から中枢側は触ってはいけません．
③いったん着用した手袋の裏側は不潔なので，手袋の清潔部分で触れてはいけません．
④自分の手の大きさより大きい手袋は装着してはいけません．破損の原因になります．
⑤着用したあと，手を下に垂らしたり腰に当てたりしてはいけません．

3. 自己評価をしてみよう

項目	😄	🙂	😟
1. 自分の手袋のサイズを覚えていた．	A	B	C
2. 滅菌手袋の入った紙袋を不潔にならないよう広げることができた．	A	B	C
3. 左手袋を不潔にならないよう着用できた．	A	B	C
4. 右手袋を不潔にならないよう着用できた．	A	B	C
5. 手袋装着後，清潔状態を保つことができた．	A	B	C

4. FAQ

Q1：滅菌手袋の表側に手指が触れたらどうしたらよいでしょうか？
　A1：わずかでも触れたら無菌性が失われたものとして，躊躇なく新しいものと交換します．
Q2：手袋が上手く着用できないのですがどうしてでしょうか？
　A2：手袋のサイズが自分の手の大きさより小さかったり，手指が濡れていると着用がうまくいきません．速乾させてから着用してみてください．

第2章 救急編

1 成人一次心肺蘇生法
―突然倒れた人を発見したときに求められる行動―

福島英賢・奥地一夫

本手技の臨床目的
緊急事態の宣言，応援の要請，心停止の判断，有効な心肺蘇生は，心肺停止した人を救命するために最も重要な行動である．

手技実習到達目標
- □傷病者に反応がないことの確認方法を説明できる．
- □院内緊急コールのタイミングと蘇生に必要な資機材を説明できる．
- □心停止していることを判断できる．
- □強くかつ早く圧迫でき，確実に圧迫解除する質の高い胸骨圧迫ができる．
- □過換気にならないように人工呼吸ができる．

予習をしよう（Ⅰ） ―一次心肺蘇生のための器具―

一次心肺蘇生（cardiopulmonary resuscitation：CPR）とは，倒れている人を発見してから，心肺停止を判断し，胸骨圧迫と人工呼吸，そしてAED（第2章2参照）による除細動の実行までの一連の救命行為のことです．心肺停止は常に医療環境下で発生するわけではありませんが，ここでは医療機関内での発生を想定して，救急チームが駆けつけるまでの間の対応を説明することにします．対象は成人です．乳児と小児の心肺蘇生は成人と異なるため第2章4で説明します．

1. 人工呼吸管理器具

外来や病棟にはいざという時のために救急カートが用意されていますが，一次蘇生に使用する人工呼吸管理器具として，フェイスシールドやポケットマスク（写真1），バッグバルブマスク（第2章5で説明）が用意されているはずです．こうした人工呼吸用マスクは，口と口が直接接触する心理的抵抗を軽減させる効果もありますが，何よりも感染症や薬物・化学物質による中毒が疑われる場合や，傷病者に血液や唾液，嘔吐物が付着している場合などに有用です．

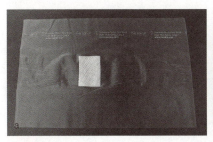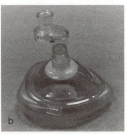

写真1 フェイスシールド（a）とポケットマスク（b）
ポケットマスク（b）には一方向弁が付いていて，傷病者から排出される呼気が救助者の口に入らないようにしています（実際の使用方法は後出の図5・6を参照）．

2．手袋とマスク

　素手の処置は感染リスクがあるため必ず手袋（滅菌でなくてよい）を着用します．可能であれば手袋着用の前に手指衛生を行ってください．マスク着用も必須で標準予防策（第1章2参照）に留意して蘇生を進めることになります．また状況によっては吐物などが目に飛散することもありますので，そのようなリスクが懸念される場合はフェイスシールドなどを着用します．院内には，こうした手袋やマスク，フェイスシールドなどは必ずあるはずです．

予習をしよう（Ⅱ）　―一次心肺蘇生のための基本手技―

1．心停止の判断

　心停止の判断は，①呼びかけに反応がない，②正常な呼吸がない，③頚動脈の拍動を確実に触知できない，の3点で判断します．頚動脈の触知（図1）は医療従事者であっても困難なことが多く，頚動脈の拍動が確実に触れない，またはよくわからないときは，①と②のみで心停止と判断します．

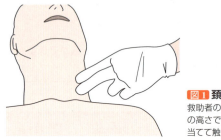

図1　頚動脈の触知
救助者の複数の指を甲状軟骨の高さで胸鎖乳突筋の内側に当てて触知します．

2．死戦期呼吸

　心停止直後には，数分間はゆっくりとあえぐような呼吸が出現します．これは，死戦期呼吸とよばれている心停止における生体反応であり，本来の「呼吸」ではありません．これを「呼吸している」と判断し誤ってはいけません．傷病者の反応がなく，正常な呼吸をしていない場合は，速やかに心停止と判断することが重要です．

3．心肺蘇生法の基本手技

1）頭部後屈顎先挙上法（図2）

　意識のない傷病者の気道確保法の1つです．額を押さえて頭部を後屈させ，顎先を挙上します．その時，顎を挙上させるために前頸部を押さえるような状態になってはいけません．上気道を閉塞してしまうからです．

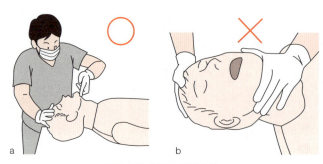

図2　頭部後屈顎先挙上法
aが正しい方法です．bは誤りであるためしてはいけません．

2）下顎挙上法（図3）

　頚髄損傷が疑われる場合の気道確保です．前述1）のように頭部を後屈させることは危険です．救助者は傷病者の頭側に座り，両手で傷病者の下顎角を両手でしっかり保持して，下顎を前へ突き出すようにして気道を確保します．この場合には，救助者1人がこの手技に専念しなければなりません．

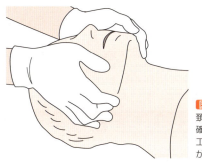

図3 下顎挙上法
頚髄損傷が疑われる場合，気道確保を両手する必要があり，人工呼吸のためには別の救助者が必要です．

3）胸骨圧迫（図4）

　従来，心臓マッサージと称していた処置です．胸郭の中央にある胸骨は，上縁は頚切痕・鎖骨切痕，下縁は剣状突起になっていますが，胸骨圧迫はこの胸骨の下半分に救助者の手のつけ根を当て，もう一方の手をその上に重ねて，肘をしっかりと伸ばし，両腕が傷病者の胸に対して直角になるように圧迫します．①強く（胸骨が5～6 cm沈むように），②早い速度（100～120回/分）で圧迫し，③1回1回の圧迫はしっかりと解除して胸骨をもとの位置に戻すこと，が質の高い胸骨圧迫法です．剣状突起は決して圧迫してはいけません．剣状突起下に心臓はなく，肝臓があります．

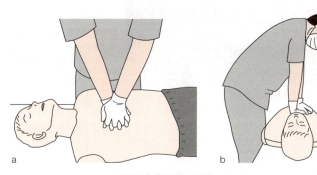

図4 胸骨圧迫の手法
質の高い胸骨圧迫を続けます．

4）人工呼吸

　胸郭が挙上する程度の空気を救助者が吹き込んで換気します．30回の胸骨圧迫のあと，2回の人工呼吸の割合で行います．

　フェイスシールド（写真1a）の場合は，片手で頭部後屈を維持して気道確保しながら，反対の手で両鼻翼をつまみ，自分の口で傷病者の口を覆うようにして，軽く胸が挙上するようにゆっくりと吹き込みます（図5）．ポケットマスク（写真1b）の場合は，同様に気道確保を維持しながら，マスクを持ちつつ，息を吹き込みます（図6）．

　人工呼吸のときに，必要以上に吹き込むと過換気になり有害です．胸腔内圧が上昇し，心臓に戻ってくる血液量が少なくなってしまい，胸骨圧迫の効果を弱めてしまうからです．

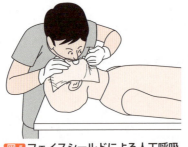

図5 フェイスシールドによる人工呼吸

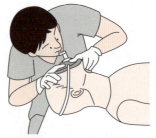

図6 ポケットマスクによる人工呼吸

実際にやってみよう ―手順の習熟―

　仰臥位の蘇生トレーニング人形（**写真2**）を用いて，1人で行う心肺蘇生法の手順と，2人法で行う手順を示します．一手順ずつ声に出しながら進めます．

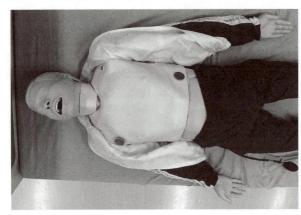

写真2 蘇生トレーニング人形
半身や全身のタイプがあります．頸部が可動性で，人工呼吸，胸骨圧迫，気道確保の訓練ができます．近年は胸骨圧迫の深さやテンポなどを測定できるトレーニング人形もあります．

1．心肺蘇生法（1人法）の手順

1）心停止の判断と応援要請
- □□ 傷病者が倒れているのを発見する．
- □□ 周囲の安全を確認する．
- □□ 手指衛生を行い，マスクと非衛生手袋を着用する．
- □□ 倒れている傷病者の両肩を両手でたたきながら，大きな声で「わかりますか」と声をかけて反応を確認する．
- □□ 反応がなければ，周囲に声をかけて，応援を求める．
- □□ 駆けつけてくれた人に，院内救急コールを依頼する．
- □□ 駆けつけてくれた人に，①医師または看護師，②AED（第2章2参照）ないし心電図モニター付き除細動器（第2章3参照），③救急カート，の手配を依頼する．
- □□ 頭部後屈顎先挙上法で気道を確保する．ただし，頸髄損傷が疑われる場合は下顎挙上法を行う．
- □□ 気道確保したまま，胸部と腹部の動きを見て，正常な呼吸があるかどうか判断する．
- □□ 同時に，顎先を挙上していた手を外し，その手の複数の指を，甲状軟骨の高さで手前にずらして胸鎖乳突筋の内側を軽く触知して，頸動脈にしっかりとした拍動があるかどうか確認する．
- □□ 呼吸，脈拍の確認は10秒以内に速やかに行う．
- □□ 反応がない，正常な呼吸がない，頸動脈の確実な拍動が触知されない場合は，心停止と判断する．

2）胸骨圧迫
- □□ 救助者は両ひざを自分の肩幅程度に広げて，傷病者の横に座る．

- ☐☐ 服を開いて，傷病者の胸の真ん中を確認する．
- ☐☐ 胸骨の下半分を確認し，片手の付け根の部分を当てる．
- ☐☐ もう一方の手をその上に重ねる．
- ☐☐ 肘をしっかりと伸ばし，両腕が傷病者に対して直角になるように座りなおす．
- ☐☐ 胸骨圧迫を開始する（胸骨が 5〜6 cm 沈むように強く，1 分間に 100〜120 回の早さで，1 回圧迫するごとに胸骨を確実にもとの位置に戻して圧迫を解除する）．
- ☐☐ 応援がくるまで，胸骨圧迫を続ける．

3）人工呼吸
- ☐☐ フェイスシールドまたはポケットマスクがある場合は，30 回の胸骨圧迫ののち，2 回の人工呼吸を行う．
- ☐☐ 人工呼吸は 1 回に 1 秒かけてゆっくりと，胸がかるく挙上する程度に吹き込む．
- ☐☐ 2 回目の人工呼吸の終了と，次の 30 回の胸骨圧迫再開との間は 10 秒以内程度とする．

4）AED またはモニター付き除細動器の使用
- ☐☐ AED あるいはモニター付き除細動器が到着．
- ☐☐ AED または心電図モニター付き除細動器を使用する（手順はそれぞれ第 2 章 2 と第 2 章 3 を参照）．
- ☐☐ 終了後は手袋を外し，手指衛生を行う．

2. 心肺蘇生法（2 人法）の手順
- ☐☐ 1 人法と同様に心停止を確認したら，1 人が胸骨圧迫を開始する．
- ☐☐ 30 回の胸骨圧迫が終了したら，もう 1 人の救助者がポケットマスク，フェイスシールド，バッグバルブマスクを用いて 2 回の人工呼吸を行う．
- ☐☐ 胸骨圧迫 30 回，人工呼吸 2 回の組合せを 5 回行ったら，役割を交代する．長時間の胸骨圧迫は疲労により効果的でなくなるため，疲れたら交代する．
- ☐☐ 人工呼吸担当者は胸骨圧迫の質を，胸骨圧迫担当者は人工呼吸の質をお互いに評価しあって，効果的な心肺蘇生に努める．

3. Don't Do!
①周囲の安全を確認せずに蘇生を行ってはいけません．救助者が 2 次災害を起こしたりしないように，傷病者の移動に周囲の危険性がないか等を確認して，安全な場所を確保することが最重要だからです．
②傷病者からの感染の危険性に考えずに心肺蘇生をしてはいけません．
③傷病者の反応がないことを確認したあと，応援の人，AED，救急カートなどの要請を行わずに，呼吸と脈拍の確認に進んではいけません．
④呼吸停止と脈拍の確認に 10 秒以上かけてはいけません．
⑤胸骨圧迫は剣状突起上で行ってはいけません．
⑥連続した胸骨圧迫の直後の人工呼吸に 10 秒以上かけて，次の胸骨圧迫の開始を遅らせてはいけません．
⑦必要以上に胸郭が挙上するような人工呼吸は行ってはいけません．

4. 自己評価をしてみよう

項目	😃	🙂	😟
1. 周囲の安全に配慮する必要性を説明できた．	A	B	C
2. 感染対策である標準予防策の必要性を説明できた．	A	B	C
3. 応援の要請の必要性を説明できた．	A	B	C
4. 応援の人や必要資機材の手配の重要性を説明できた．	A	B	C
5. 速やかに心停止を判断する重要性を説明できた．	A	B	C
6. 手順に従って質の高い胸骨圧迫ができた．	A	B	C
7. 過換気にならないよう人工呼吸ができた．	A	B	C

5. FAQ

Q1：応援をすぐに呼ばないといけないのはなぜですか？

A1：救急隊，あるいは院内蘇生チームの到着までには一定の時間がかかります．応援や必要な物品の手配が遅れると，胸骨圧迫に続く，有効な処置（除細動など）も必然的に遅れてしまいます．

Q2：呼びかけに対する反応の確認と呼吸の確認で心停止の判断が間違いなくできますか？

A2：実は心停止ではなかった，ということはあるかもしれません．しかし，大事なことは速やかな心肺蘇生の開始です．迷っている時間はありません．仮に心停止でない人に胸骨圧迫を行っても有害ではありません．

Q3：胸骨圧迫に続く人工呼吸がうまくできなかったら3回目を試みてもいいですか？

A3：重要なことは胸骨圧迫の中断時間を最小限にすることです．10秒以内には胸骨圧迫を再開してください．

さて復習　―臨床にふれる―

心停止は緊急事態です．しかし，正しい心肺蘇生法によって，心停止に至った人が再び病院から歩いて帰ることもできます．

1. 心肺蘇生法を速やかに開始する意義

心停止から心肺蘇生法を受けるまでの時間と救命率の間には負の相関関係があります．心肺蘇生法の開始が1分遅れるごとに，救命される可能性は7〜10％ずつ低下することが確認されています．

2. 有効な胸骨圧迫の意義

質の高い胸骨圧迫（強く，早く，確実な圧迫解除）は救命率と関連があることが示されています．特に胸骨圧迫の深さは，5mmの違いでも救命に関連していることが報告されています．また，医療従事者であってもこうした質の高い胸骨圧迫ができていないことが指摘されています．

参考文献

1）野々木宏：「JRC蘇生ガイドライン」のポイント．Medical Technology 2016；44：545-546.
　＊心肺蘇生法のガイドラインをわかりやすく解説しています．

2）日本蘇生協議会：一次救命処置，JRC蘇生ガイドライン．医学書院，2016；pp16-41.
　＊日本の蘇生ガイドライン．全世界共通のコンセンサスに基づいて作成されています．

第2章 救急編

2 AED（自動体外式除細動器）
―安全かつ速やかにAEDを使用する―

福島英賢・奥地一夫

> **本手技の臨床目的**
> 知識がなくとも使用可能なAEDの普及で，心原性の心停止による生存率が向上することが期待されている．

> **手技実習到達目標**
> □ AEDの使用が必要な状況を説明できる．
> □ AEDによる早期の電気ショックが重要であることを説明できる．
> □ AEDの電源を入れて音声ガイドに従って行動できる．
> □ 安全に配慮して電気ショックができる．
> □ AEDを用いながら絶え間ない胸骨圧迫が行える．

予習をしよう（I）―AEDの基礎知識―

複数のメーカーからAEDが販売されていますが原理は同じで，音声ガイドに従って，心電図の自動解析により除細動を行う装置です．AEDとはAutomated External Defibrillatorの略で，日本語では自動体外式除細動器とよびます．

1. AED各部位の名称

AEDの部品名等を示します（写真1）．定期的な保守点検を忘れてはいけません．いざというときにバッテリー切れなどで使えないということもあります．

2. AEDによる心電図の自動解析

AEDで測定された心電図所見の正常・異常を，波形の振幅と頻度をもとに，それぞれのメーカーが独自の

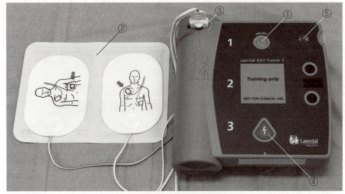

写真1 AEDの構成
①電源スイッチ（ふたを開けると電源が自動で入る製品もあります），②AEDパッド，③電極コネクター（本体とAEDパッドを連結），④通電（電気ショック）ボタン，⑤バッテリインジケーター

25

アルゴリズムで自動診断しています．米国医療器工業会では，心室細動で 90% 以上，心室頻拍では 75% 以上の感度を求めています．つまり，心室細動なら 90% 以上，心室頻拍であると 75% 以上は正しく診断できる水準です．逆にいえば，それぞれ 10% 未満と 25% 未満の確率で見逃してしまうことにもなります．

3．AED 用電極パッド

身体に貼り付つける AED 電極を電極パッド（粘着性の素材がついている）といい，通常，電極パッド（写真2）に，身体のどこに貼るかが図示されています．成人では右前胸部と左側胸部に貼りますが，左側胸部は右前胸部に貼ったパッドに近くならないよう十分に間をあけて，心臓をしっかりと挟み込むように貼ることが重要です．ペースメーカーなどが皮下に埋められている場合，その上にパッドを貼ると，通電効果が減弱するため，その場所を外し，かつ心臓を挟むように貼る必要があります．

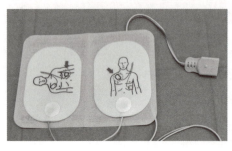

写真2 AED 用電極パッド
パッドはシートからはがして身体に貼り付ける．写真は成人用．小児では貼る場所もちがう（第2章4）．

予習をしよう（Ⅱ）―必要な生理学の知識―

1．心室細動と心室頻拍による心停止

刺激伝導系により心臓は規則正しく収縮していますが，この伝導系の異常のため心室細動や心室頻拍が発生します．これらの病態では，無秩序な心筋活動や一定の規則性があるものの速すぎる心拍のため，有効な心拍出量が得られず，心停止に至ります．

2．電気ショック（除細動）

電気ショックとは，外から電気的な刺激を加えることで，心室細動や心室頻拍の原因となる心臓の異常な電気信号を遮断することです．この遮断が成功して心臓刺激伝導系が本来の経路に戻れば，心拍の再開が期待できます．電気ショックそのものが，心臓の刺激伝導経路を正常に戻したり，心拍を再開させたりしているのではないことに注意する必要があります．

実際にやってみよう―手順の習熟―

AED を用いた心肺蘇生法の手順を示します．実習で使用する AED（AED トレーナー）では実際に電流は流れません．救助者は 2 人の想定です．

1．AED による電気ショックの手順

□□　すでに心肺蘇生が行われている場所（第 2 章 1 参照）に AED を届ける．
□□　ケースから AED 本体を取り出す．
□□　電源ボタンを押す（または電源を入れるために蓋を開ける）．
□□　AED の音声ガイダンスに従って，電極パッドを袋から出す．
□□　心肺蘇生を止めずに，電極パッドをパッド上の図のとおり傷病者の身体に貼る．
□□　電極がコネクターに確実に連結されているかを確認する．
□□　AED からの「患者から離れてください」というアナウンス後，AED の操作者が「離れて」と声をかけて全員を傷病者から離れさせる（図 1）．

- □□ AEDの自動解析の結果，「ショックが必要です」というアナウンスがあれば，充電が始まったことを示す通電ショックボタン（写真1④）の点滅を確認する．
- □□ 「ボタンを押してください」というアナウンスのあと，AED操作者は「離れて」と声をかけ，傷病者に誰も触れていない・接していないことを確認して，点滅している通電ショックボタンを押す（図2）．
- □□ 電気ショックのあと，ただちに胸骨圧迫を再開する．
- □□ 2分後に「解析します．離れてください」との音声ガイダンスが流れます．

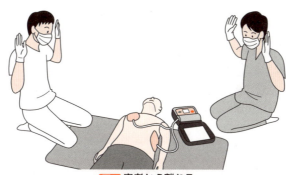

図1 患者から離れる

AEDからの「患者から離れてください」というアナウンスがあれば，傷病者から離れます．離れていることを互いに確認するために両手を挙げています．AEDの心電図自動解析を待ちます．

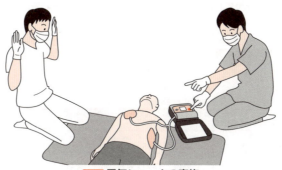

図2 電気ショックの実施

全員が傷病者に触れていないこと・接していないことを確認して，電気ショックボタンを押す．

2. Don't Do!

① 電極パッドを装着するときにも心肺蘇生を止めてはいけません．
② 「離れてください」のアナウンスの時に全員が離れていることを確認しないで，操作を続けてはいけません．
③ 傷病者に誰も触れていないことを確認せずに通電ショックボタンを押してはいけません．
④ 電気ショック直後の胸骨圧迫の再開が遅れてはいけません．

3. 自己評価をしてみよう

項目	😀	🙂	☹
1. AEDの電源を入れることができた．	A	B	C
2. AEDの電極パッドを指示どおり貼れた．	A	B	C
3. 「離れて」と声をかけ全員を傷病者から離れさせた．	A	B	C
4. 傷病者に誰も触れていないことを確認してから，通電ショックボタンを押した．	A	B	C
5. 電気ショックののち直ちに胸骨圧迫を再開した．	A	B	C

4. FAQ

Q1：AED は医療従事者だけしか使えないのですか？

  A1：資格も研修終了証明証も不要です．誰でも使用できます．

Q2：「離れてください」のアナウンスの時に傷病者に触れているとどうなるのですか？

  A2：AED が正しく波形解析できないことがあります．

Q3：電気ショックする時に傷病者に触れているとどうなりますか？

  A3：触れている人にも通電される可能性があります．危険なので触れていてはいけません．

Q4：電気ショックが終わったあと，直ちに胸骨圧迫を再開しないといけないのはなぜですか？

  A4：電気ショックは心臓に生じている異常な電気信号を遮断するだけです．したがって，電気ショック直後も心臓は止まったままです．このため胸骨圧迫を速やかに再開する必要があります．

Q5：AED が有効でない心停止はあるのでしょうか？

  A5：心静止や無脈性電気活動（第2章3参照）では，AED は「ショック不要です」とアナウンスします．電気ショックはできませんが，2分ごとに心電図を解析しますので，電極パッドはそのままに心肺蘇生を継続します．

参考文献

1）総務省消防庁：平成28年版 救急救助の現況 救急編．http://www.fdma.go.jp/neuter/topics/fieldList9_3.html
  ＊日本全国の院外心肺停止に関する統計が確認でき，経年的な変化をみることができます．

2）日本蘇生協議会：一次救命処置，JRC 蘇生ガイドライン．医学書院，2016；p31．
  ＊日本の蘇生ガイドライン．全世界共通のコンセンサスに基づいて作成されています．

👍 私が整形外科を選んだ理由

　微少な血管を繋ぐマイクロサージェリーという手技は，今では整形外科にかかわらず，すべての外科系診療科で日常的に行われております．奈良医大の玉井 進名誉教授が世界ではじめて切断手指の再接着に成功して以来，この手技を用いて骨，筋肉，皮膚などを血管付きで遊離移植する方法が，次々と開発されていきました．私が卒業したときには，まさにそのブレークスルーが起こっている最中で，整形外科に非常に大きな魅力を感じました．しかし，いざ整形外科に入ってみると，その診療範囲は膨大であることがわかり，私は今では「足の外科」を専門としています．大学時代ラグビー部に所属しておりましたが，ラグビーはポジションが多彩でどんな人でも活躍できる場所があります．整形外科も同じで，どんな人にも合う分野があります．以下その理由を列記し，整形外科の魅力を述べます．

　①診療範囲が広く，上肢・下肢・脊椎など，頭部・顔面・内臓以外のすべての部位を対象としている．

　②新生児から高齢者まであらゆる年齢を対象とし，各年齢に特異的な運動器の疾患や障害がある．

　③大きく分野を外傷・関節・脊椎に分けることができるが，そのほかにスポーツ医学，再生医療，骨・軟部腫瘍，手・足の外科，小児整形外科，ロコモティブ症候群などさまざまなジャンルがある．

　④整形外科の治療に関しては，手術治療の割合は1割程度で，残りの9割は保存治療である．その意味において，リハビリテーションやリウマチ診療は特に重要である．

　⑤この領域は学問的に未開拓な分野が多く，今からでも新しい学問領域や疾患概念を確立できる．

　これ以外にも整形外科の魅力は数多くありますが，超高齢社会を迎えた現在，最期によい人生であったと思っていただける医療を目指す必要があります．命が尽きるまで通常の日常生活を行える体を維持するためには，運動器を扱う整形外科が大きな役割を果たします．ぜひ，人間の尊厳を守る科である整形外科の医師を目指してください．

（整形外科学講座教授　田中康仁）

第2章 救急編

3 心電図モニター付き除細動器の使用
―心電図波形を瞬時に判断し除細動を試みる―

福島英賢・奥地一夫

本手技の臨床目的
医師が心電図波形を診断し，速やかに除細動を実施することにより，心停止者の救命率の向上を図る．

手技実習到達目標
□モニター付き除細動器の構成を説明できる．
□モニター電極の貼付部位を説明できる．
□モニター心電図で得られる心停止の波形の種類を説明できる．
□除細動パドルを用いて安全に電気ショックができる．
□除細動が不要になったパドルの放電を安全にできる．

予習をしよう（Ⅰ） ―心電図モニター付き除細動器の基礎知識―

心電図モニター付き除細動器による除細動は，医師による心電図波形の診断を前提としているため，AEDと違って設置場所は医療機関に限定されています．以下では除細動パドルを用いた電気ショックについて説明します．

1．モニター付き除細動器の構成
メーカーによってデザインは異なりますが，基本構成は同じで，心電図が表示されるモニター，充電装置，除細動器から成り立っています（写真1）．①がモニター画面，②が誘導や感度などの条件切替え用パネル，③が充電エネルギー切替えつまみ，④が充電ボタン，そして⑤が除細動パドル（a：手元用充電ボタン，b：除細動ボタン）です．

2．モニター電極の貼付位置
心電図を記録するためのモニター電極は，除細動パドルを置くことになる部位を避けて貼付する必要があ

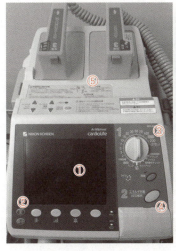
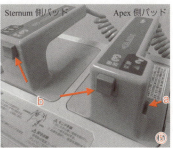

写真1 心電図モニター付き除細動器
左が全体像．右は除細動パドル部分（⑤）を拡大したもの．パドルは前胸部に当てるSternum側と心尖部に当てるApex側があります．

ります（図1）．したがって，胸部誘導ではなく四肢誘導に対応する部位になります．仰臥位の足元から心臓を眺めることになる第Ⅱ誘導（LF-R）の波形が最も明瞭であるため，この誘導の心電図波形をモニターするのが一般的です．除細動器の機種によっては，電源を入れると除細動パドル自体がモニター電極となるパドルモードで立ち上がるものがあります．このモードの場合，電極を貼るだけではモニター波形を確認できません．モードを切り替える必要があります．

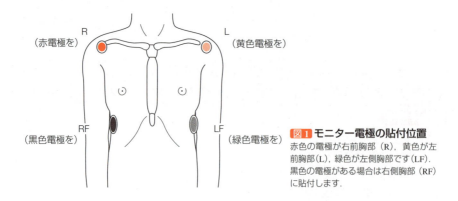

図1 モニター電極の貼付位置
赤色の電極が右前胸部（R），黄色が左前胸部（L），緑色が左側胸部です（LF）．黒色の電極がある場合は右側胸部（RF）に貼付します．

予習をしよう（Ⅱ） ―必要な心電図波形の知識―

　心肺停止状態の心電図波形と，心電図モニター付き除細動器を使用する心肺蘇生のアルゴリズムをここで整理しておきます．

1．心電図波形

1）正常な第Ⅱ誘導の心電図波形
　PQ間隔は基準範囲内の長さで，QRS波は正常波形，STの変化もなく，陽性のT波があり，全体が規則正しいリズムで刻まれています．

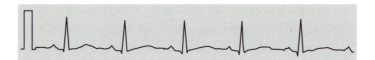

2）心停止時の心電図波形
（1）心室細動（VF：ventricular fibrillation）：決まった波形がなく，かつさまざまな振幅の波形が出現します．

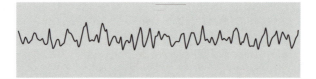

（2）無脈性心室頻拍（pulseless VT：ventricular tachycardia）：幅の広いQRS波が規則性をもって短い間隔で連続して出現します．心停止かどうかは脈拍の触知，正常な呼吸の有無とあわせて判断することになります．

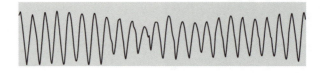

(3) 無脈性電気活動（PEA：pulseless electrical activity）：心電図上は波形を認めますが，脈拍の触知や正常な呼吸が認められない状態です．

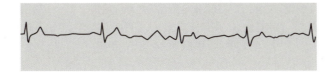

(4) 心静止（asystole）：心電図上なんら電気的活動が認められない状態です．

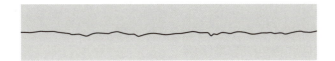

2. 除細動のためのアルゴリズム

倒れた成人を発見したときの一次心肺蘇生（第2章1参照）を要約した手順を含めて，心電図モニター付き除細動器の使用に至るアルゴリズムを図2示します．速やかに対応できるよう，判断の分岐，除細動の適応を覚える必要があります．

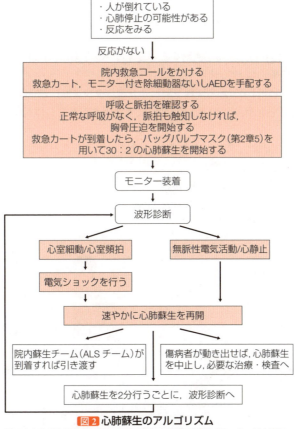

図2 心肺蘇生のアルゴリズム
図の上半分が胸骨圧迫と人工呼吸の段階，下半分が心電図モニター付き除細動器が到着してからの手順です．除細動の適応にならない心停止があることに要注意です．

実際にやってみよう —手順の習熟—

　心電図モニター付き除細動器を使った心肺蘇生法の手順を示します．実際に電気ショックできるシミュレータ（第2章1の写真2参照）を用いますが，安全確保のために電気ショックの出力エネルギーは5ジュール（J）程度にしておきます．想定場面は，胸骨圧迫と，人工呼吸を担当している救助者と，除細動を担当することになるあなたとの2人です．救助者は，手指衛生を行い，手袋，マスク，フェイスシールドまたはゴーグルを装着します．

1．成人心肺蘇生処置の手順

1) モニター診断を加えた心肺蘇生の流れ
- □□ 心肺蘇生法（第2章1参照）が行われている場所にモニター付き除細動器が到着．
- □□ モニター付き除細動器の電源を入れて機器を立ち上げる．
- □□ モニター電極を指定の身体部位に貼付する．
- □□ モニター心電図の誘導切替えスイッチで第Ⅱ誘導を選択する．心電図の電位が低く，わかりにくければ感度を上げる．
- □□ 「胸骨圧迫を一時中断」などと声をかけていったん中断させ，モニター心電図を確認する．
- □□ 中断後10秒以内に波形診断と電気ショックの要否を判断するとともに，直ちに胸骨圧迫再開の指示をする．
- □□ 心電図波形からPEAやasystoleと判断した場合は心肺蘇生を再開させて，2分後に再度波形を確認する．除細動の適応が発生しない限り，蘇生チームが到着するまで，これを繰り返す．適応が認められた場合に次の2) に進む．

2) 心室細動（VF）/無脈性心室頻拍（pulseless VT）の場合の手順
- □□ "STERNUM" と記されているパドルは胸骨，"APEX" と記されているパドルは左側胸部心尖部に当てる（図3）．
- □□ 一番低い5 Jに設定する（実習に使用するシミュレータを損傷させない設定．実際の症例では150 Jや200 Jの設定が推奨されている）．
- □□ 「離れて！」と声をかけ患者から全員を離して充電ボタンを押して充電する．
- □□ 自分自身，人工呼吸を担当している者，さらに周囲を見渡して，誰も患者に触れていないことを確認する．
- □□ モニター波形で心室細動/無脈性心室頻拍が継続していることを確認して，除細動ボタン（電気ショックのボタン）を押す（図4）．
- □□ 電気ショック後は直ちに心肺蘇生を再開する．
- □□ 蘇生チームが到着するまでに，目的のある仕草（たとえばいやがるような体動）や正常な呼吸が戻らなければ，一連の手順を繰り返す．

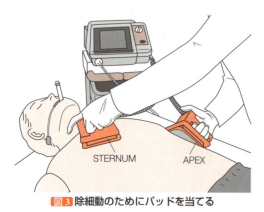

図3 除細動のためにパッドを当てる

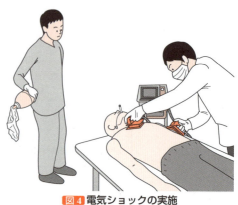

図4 電気ショックの実施
バッグバルブマスクを持った人工呼吸担当者も離れた位置にいる．

2. Don't Do!

①モニターでの心停止の確認は，心肺蘇生を継続したままで行ってはいけません．

②モニターでの波形確認終了から胸骨圧迫の再開までに時間を費やしてはいけません．速やかに再開しなければなりません．

③除細動パドルを空中で保持したままの充電や放電は危険なため決してしてはいけません．

④周囲の安全を十分に確認せずに電気ショックをしてはいけません．

⑤電気ショック後に直ちに心肺蘇生を再開します．遅れてはいけません．

3. 自己評価をしてみよう

項目	😄	🙂	🙁
1. 電源スイッチを入れて除細動器を立ち上げることができた．	A	B	C
2. モニター電極を正しく貼付できた．	A	B	C
3. 心電図を判断する際に胸骨圧迫を一時中断させた．	A	B	C
4. 心電図を短時間で判断した．	A	B	C
5. 心電図判断後は直ちに胸骨圧迫を再開させた．	A	B	C
6. パドルを患者の胸に正しく置いた．	A	B	C
7. モニター心電図で心室細動/無脈性心室頻拍であることを確認して，電気ショックのボタンを押した．	A	B	C
8. 電気ショックのボタンを押す際に声をかけて全員を患者から離れさせた．	A	B	C
9. 電気ショック終了後，直ちに胸骨圧迫を再開させた．	A	B	C

4. FAQ

Q1：AED に比べて優れた点はどこにあるのでしょうか？

A1：AEDは電気ショックが必要かどうかを判断してくれますが，心電図を解析する時間がかかります．一方，心電図モニター付き除細動器はモニター上の波形を医師が判断して直ちに電気ショックを行うことができます．

Q2：電気ショックは心停止後どれくらいまでの間に行うのがよいでしょうか？

A2：遅れれば遅れるほど生存率が低下するため，適応を見極めて可及的速やかに行う必要があります．遅くとも3分以内に行うべきです．

Q2：充電したものの，除細動が不要になった場合はどうするのでしょうか？

A3：内部放電ボタンないしダイヤルで内部放電に設定するか，設定エネルギー量を下げれば安全に放電できます．放電してからパドルを除細動器に戻します．放電していないパドルが誰かに触れると感電事故になります．

Q4：電気ショック時に誰かが患者さんに触れたままだとどうなりますか？

A4：その人にも通電する可能性があります．感電事故になります．

Q5：心電図の判断を誤って不必要な電気ショックをしてしまったとき，どのような悪影響が予想されますか？

A5：心筋への不必要な傷害や別の不整脈の誘発などが予想されます．

Q6：電気ショックのジュール設定はどのように判断するのでしょうか？

A6：成人と小児で大きく分かれますが，近年は除細動器に推奨ジュール数がわかるように表記されています．

Q7：電気ショックを含めて心肺蘇生はどのような場合に中止の判断をするのでしょうか？

A7：目的のある仕草や正常な呼吸が戻るまで心肺蘇生は続けます．しかし，一連の心肺蘇生に反応のない場合は，医師による総合的な最終判断によります．たとえば心肺蘇生を30分行っても反応がないときなどです．

さて復習　―臨床にふれる―

1. 除細動の適応となる心室細動/無脈性心室頻拍の原因疾患

1) 急性心筋梗塞：心臓突然死の代表疾患．発症時に心停止に至る症例も多くあります．

2) QT 延長症候群：先天性と後天性があります．特殊な心室頻拍である torsade des pointes を生じます．

3) Brugada 症候群：夜間に突然心室細動を生じます．特徴的な心電図波形（coved 型，saddle back 型）があります．

4) 心筋症：拡張型心筋症などでは心室性不整脈が生じやすい病態にあります．

5) 急性薬物中毒（カフェイン，三環系抗うつ薬など）：心毒性の強い薬剤では心室性不整脈から心停止に至ることがあります．

2. 気管挿管するタイミング

　初回の電気ショックで除細動できない場合は，いくつかの原因が考えられますが，その 1 つに不十分な酸素化があります．必要であれば十分な酸素化のために気管挿管（第 2 章 5 参照）を行います．心拍動が再開しても自発呼吸が認められない場合にも，気管挿管の適応になります．電気ショック以外の除細動，すなわち薬物的除細動を行うために，静脈路の確保が必要になるときもあります．注意すべきは，気管挿管や静脈路確保するために，電気ショックが遅れることがあってはならないということです．

参考文献

1) 日本蘇生協議会：一次救命処置，JRC 蘇生ガイドライン．医学書院，2016；pp81-91.
　＊日本の蘇生ガイドライン．全世界共通のコンセンサスに基づいて作成されています．

👍 私が小児科を選んだ理由

　5 年生の臨床実習が始まるころから将来どの科を選ぶか悩み出しました．そこで，ポリクリだけではわからないので，多数の科や病院を見学することにしました．最初は脳神経外科でした．これは脳神経外科の当時の教授が講義の中で「私の指には眼がある」と言われたことが非常に印象に残っていたからです．夏休みに「on the job」方式のエクスターンに申し込み，通常の講義やポリクリでは体験できないような実際の臨床を学ぶことができ，脳神経外科の領域に非常に興味をもちました．次は心臓外科でした．当時「心臓移植」が大きく話題になっていたころで，この領域にも興味をもっていました．まだ，母校には心臓外科がなかったので大阪府立病院に見学に行きました．術前の詳細な解析と術後の劇的な患者さんの症状の改善が非常に魅力的でした．その次は救急で大阪大学特殊救急部のポリクリに参加する機会を得ました．生死を左右する非常に緊迫した中でリーダーの医師の指示のもと多数の医師やナースたちのきびきびとした動きに感動しました．まさしくチーム医療でした．そしてその次は留学もしたいと思っていましたので，横須賀の海軍病院のエクスターンにも参加しました．日本国内ですが，基地の中は全く"アメリカ"でした．一緒に参加した特にある学生の会話力と知識に驚きました．将来，米国に行きたいと強く思いました．最終的に小児科を選択した決め手は外来診察の時に指導してくれた先生の言葉でした．それは「小児科は推理小説のようなもの」というものでした．つまり，推理小説でも犯人を特定できるいろんな伏線がちりばめられています．症状や年齢その他の情報から疾患を診断していくプロセスが推理小説で犯人を推理していくことと似ているからです．それから，小児疾患は治りやすいという事実も大きな魅力でした．また，私は幼少期から気管支喘息やアトピー性皮膚炎で小児科の先生に大変お世話になったことも潜在的な要因だったかもしれません．小児科医になって 35 年以上経ちますが，いまだに小児科領域の幅の広さを実感し，新たな発見の毎日です．専門は血栓止血領域ですが，神経疾患や発達障害関連の子どもたちも多数診ていますし，米国に留学できました．学生の時の実習や見学の体験が小児科医としてのキャリアに役に立っているようです．

（小児科学講座教授　嶋　緑倫）

第2章 救急編

4 乳児・小児救急処置
―成人との違いを意識した乳児・小児の心肺蘇生法―

大西智子・嶋　緑倫

本手技の臨床目的
心肺停止（CPA）の速やかな判断と通報，および適切な心肺蘇生（CPR）は，乳児・小児傷病者の救命率向上と早期社会復帰につながる．

手技実習到達目標
- □乳児・小児のCPAの判断ができる．
- □乳児を含めた小児救急のアルゴリズムが説明できる．
- □強さ，速さなどに留意した質の高いCPRを実施できる．
- □安全にAED（自動体外式除細動器）を使用できる．
- □乳児・小児と成人の心肺停止の特徴の違いを説明できる．

予習をしよう ―乳児と小児の特徴―

1. 乳児・小児の定義
医学的には，1歳未満を乳児，1歳から思春期（およそ中学生）までを小児と定義しています．成長とともに解剖学的にも，呼吸機能や循環機能など生理学的にも変化するため，乳児・小児に適した心肺蘇生を行わなければなりません．

2. 乳児・小児の心肺停止の特殊性
乳児・小児の心肺停止の原因は，成人と異なり，心停止が一次的な原因となることは少なく，呼吸停止に引き続いた心停止が多いのが特徴です．心停止に陥ると予後は極めて不良なため，呼吸停止の状態で発見し蘇生を開始することが望まれます．

3. 脈拍確認の部位
脈拍確認は，成人では総頸動脈で行いますが，乳児では頸部・鼠径部は肉付きがよく脈拍確認がしづらいため上腕動脈で，また小児では総頸動脈か大腿動脈で行います（図1）．

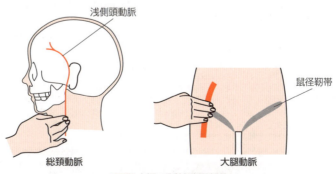

図1 小児の脈拍確認部位

4. 胸骨圧迫の位置

胸骨圧迫は，胸骨の下半分（乳頭と乳頭を結ぶ線の真ん中が目安）で行います．

実際にやってみよう ―手順の習熟―

乳児を含む小児救急のアルゴリズムを理解して，覚えましょう．次いでシミュレータを用いて質の高いCPRを練習し，AEDを操作します．

1. 乳児を含む小児救急のアルゴリズム

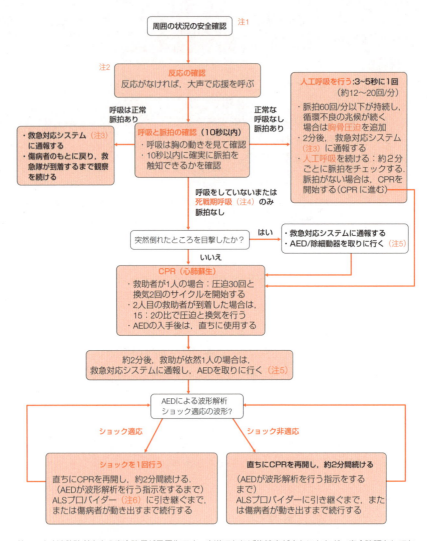

注1：まずは救助者自身の安全確保が最優先です．車道であれば後続車が来ないかなど，安全確認をしてから傷病者に近づいて救助することが重要です．
注2：開眼しない・声を出さない・体を動かさない場合，「反応なし」と判断します．
注3：わが国では119番です．
注4：心停止直後にときおり認められる，しゃくりあげるような不規則な呼吸を指し，「呼吸なし」と同じ扱いをします．
注5：AEDは「近くにあれば」取りに行きます．救助者が1人の場合，AEDが近くにあるという確証がなければ，119番通報をしたのちにCPRを再開することを優先します．
注6：二次救命処置の内容を理解し実践できる人をいいます．
CPR：cardiopulmonary resuscitation，AED：automated external defibrillator，ALS：advanced life support．

2. 質の高いCPRの要件

シミュレータ（**写真1，2**）で質の高いCPRを練習します．

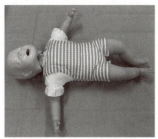

写真1 Baby Anne（ベビーアン）
異物除去トレーニングもできる乳児CRPトレーニング用マネキンです．

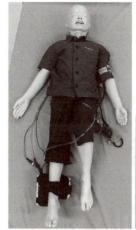

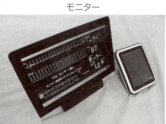

モニター

写真2 Simjunior（シムジュニア）
6歳の少年をモデルとし，健康な状態からバイタルサインのない無反応の危険な状態まで幅広い病状を再現します．

1）胸骨圧迫の要領
　（1）強く：胸壁が少なくとも1/3沈む深さまで圧迫します．
　（2）速く：毎分100～120回の速さで圧迫を規則正しく繰り返します．
　（3）完全に戻す：毎回の胸骨圧迫のあと，胸壁が完全に元の位置に戻るように圧迫を完全に解除します．傷病者にもたれかかってはいけません．
　（4）絶え間なく：圧迫の中断は10秒未満にします．

2）人工呼吸の要領
　息の吹き込む量を入れすぎてはいけません．1回1秒かけて，胸の挙上が見える程度の量を吹き込みます．

3）胸骨圧迫と人工呼吸の割合
　1人法は30：2，2人法は15：2の割合で行います．

3. AEDの実施手順

就学前の子ども（1歳からおよそ6歳まで）に対しては，小児用モード/キーのあるAED（**写真3**）か，小児用モードのないAEDでもエネルギー減衰機能付き小児用パッド（**写真4**）があれば，それを用います．小

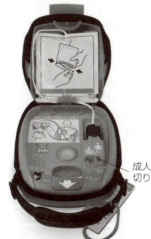

成人・小児モード切り替えスイッチ

写真3 小児用モードがあるAED

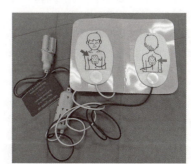

写真4 小児用パッド

児用パッドがない場合には成人用パッドを使うことになりますが，パッド同士が重なり合わないように注意する必要があります．そのためには，右前胸部と左側胸部に貼付するか，あるいは胸部前面と背中に貼付します．

　1歳未満の子ども（乳児）に除細動を行うときは，マニュアル（自動でない）除細動器が優先されますが，マニュアル除細動器がない場合は，就学前の子どもと同様の手順でAEDを使用します．

- □□　電源スイッチを入れる（蓋を開けると電源が入るタイプもある）．
- □□　音声指示と表示に従い，パッドを胸に装着．
- □□　心リズム解析とショックボタンを押すときは傷病者から離れるよう周囲に明確に伝える．
- □□　ショック後は直ちに胸骨圧迫再開．
- □□　AEDは2分ごとに解析と必要ならショックを繰り返す．
- □□　傷病者に「目的をもった動作」がみられるまでCPRを続ける．

4. Don't Do!

①呼吸と脈拍の確認に10秒以上かけてはいけません．

②小児の人工呼吸は息の吹き込む量を多くしすぎてはいけない．

③救助者が2人以上のときは，1人の救助者のみで胸骨圧迫を継続してはいけません．疲労によりCPRの質が低下するため1～2分ごとに役割を交代します．

④就学後の子どもには，AEDの小児用パッドを使用してはいけません．成人用を使います．

5. 自己評価をしてみよう

項目	😄	🙂	☹️
1.　呼吸と脈拍の評価を正確にできた．	A	B	C
2.　通報のタイミングが適切であった．	A	B	C
3.　胸骨圧迫と人工呼吸の比が適切であった．	A	B	C
4.　質の高いCPRを実施できた．	A	B	C
5.　救助者同士で役割の交代ができた．	A	B	C
6.　安全にAEDを実施できた．	A	B	C

6. FAQ

Q1：脈拍の確認に自信がないときはどうしたらいいですか？

　A1：自信がないときは呼吸の観察に専念し，呼吸がない，または死戦期呼吸と判断した場合は心停止と判断し，速やかにCPRを開始します．

Q2：CPRの際は，傷病者は服を着たままでもよいですか？

　A2：服を着たままだと，胸骨圧迫の部位や深さ，人工呼吸の息の吹込みの程度がわかりにくいため，脱がせます．

Q3：乳児の場合，意識の確認はどうやってすればいいですか？

　A3：乳児は足底が敏感なので，足底を押して刺激をします．開眼する，泣く，体を動かすなどの反応があれば意識があると判断できます．

Q4：AEDは繰り返してもよいのでしょうか？

　A4：解析で除細動が必要と判断されれば，何度でも繰り返して使用します．

さて復習 ―臨床にふれる―

　小児の一次救命処置（basic life support：BLS）は，いくつかの点で成人の場合と異なっています．これらの点に注意して BLS を進めることが重要です．

1. 通報のタイミング

　成人の CPA（cardiopulmonary arrest：心肺停止）は心原性（特に心室細動）が多いため，早期の除細動を目指します．このため，救助者が 1 人であれば，現場を離れてでも 119 番通報と AED の入手を優先することになります．

　一方，小児の CPA は呼吸原性が多いため，すでに倒れているところを目撃した場合には呼吸原性と想定して，まずは 2 分間の CPR で酸素補給をしてから救急対応システムへ通報（119 番）し，AED を取りに行きます．ただし，目の前で突然倒れた場合には心原性と判断して，一刻も早く早期の除細動を実施するため，現場を離れ 119 番通報して AED を取りに行きます．

2. CPR 法の違い

　乳児，小児，成人の違いを一覧表にして示します．

	乳児	小児	成人
胸骨圧迫：人工呼吸	1 人法は 30：2，2 人法は 15：2		30：2
胸骨圧迫の方法	1 人法：側方から 2 本指圧迫法で 2 人法：足側から，胸郭包み込み両母指圧迫法で	側方から片手または両手で	側方から両手で
人工呼吸の方法	口と鼻を覆うようにして息を吹き込む	鼻をつまんで，しっかり口を覆うようにして息を吹き込む	

参考文献

1）日本蘇生協議会：JRC 蘇生ガイドライン 2015 オンライン版．http://www.japanresuscitationcouncil.org
　　＊国際コンセンサスをベースにわが国の医療状況に合わせて作成したガイドライン
2）上村克徳：小児・乳児の心肺蘇生法〜AED より CPR を優先せよ〜．臨床研修プラクティス 2007；4：29-37．
　　＊小児の特殊性に注目し，成人と異なる心肺蘇生法についてわかりやすく解説
3）American Heart Association：BLS プロバイダーマニュアル AHA ガイドライン 2015 準拠．2015．
　　＊BLS プロバイダー資格を取得する際に使用する教材

第2章 救急編

5 成人気道管理
―バッグマスク換気と気管挿管を行う―

阿部龍一・川口昌彦

本手技の臨床目的
バッグマスク換気と気管挿管は，心肺停止状態など自発呼吸のない重症患者に人工呼吸を行うことを目的としている．

手技実習到達目標
☐ 人工呼吸が必要な病態を説明できる．
☐ 気管挿管が成功した所見と合併症について説明できる．
☐ バッグバルブマスクと気管挿管の事前準備ができる．
☐ バッグマスク換気ができる．
☐ 気管挿管が速やかにできる．

予習をしよう（Ⅰ）―気道管理のための器具―

バッグマスク換気をするためのバッグバルブマスクと，気管挿管するための喉頭鏡と挿管チューブについて説明します．

1. バッグバルブマスク（BVM）

BVMは，患者さんの顔面に密着させるマスクと，酸素を送り込む自己膨張式のバッグから構成されています（写真1）．患者さんの呼気が再呼吸されないように，マスクとバッグの間に一方弁（one-way valve）が組み込まれています．ドイツAmbu社から販売されている製品が有名なため，アンビューバッグともよばれます．新生児用，小児用に小さなサイズもあります（写真2）．

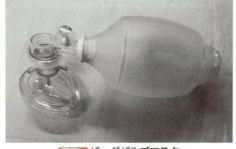

写真1 バッグバルブマスク
マスクとバッグを組立てた状態．間にバルブがある．

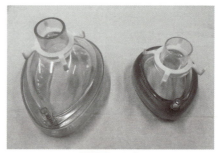

写真2 マスク
右は小児用．

2. 喉頭鏡

　気管挿管を行うために口腔内に挿入して喉頭を視認する器具で，ハンドルとブレードから構成されています（写真3）．ハンドル内部に光源の電球と電池が内蔵されていて，ブレード内の光ファイバーを介して口腔内を照らします．ブレードには湾曲したマッキントッシュ型が最も頻用され，成人男性はサイズ4，成人女性はサイズ3がよく用いられます．

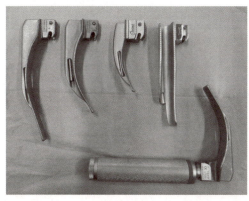

写真3 ブレード
左からマッキントッシュ型のサイズ4，3，小児用の1，ミラー型（直型），下はハンドルと組み立てた状態．

3. 挿管チューブとスタイレット（写真4）

　挿管チューブの先端には人工呼吸時の空気漏れと誤嚥を防ぐためのカフが付いていて，カフにつながったパイロットバルーンの後端部分（一方弁）からシリンジ（注射筒）で空気を注入することでカフが膨らみます．挿管チューブは塩化ビニル製で柔らかく，気管内へ進入が難しい場合にはスタイレット（芯となる金属製の棒）で補助して使用します．挿管チューブのサイズは成人男性で内径8 mm，成人女性で内径7 mmが頻用され，新生児，小児用には内径の小さなサイズの挿管チューブがあります．

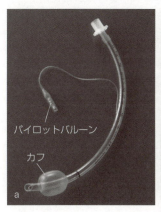 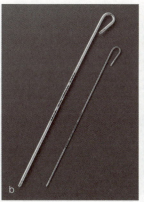 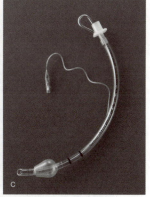

画像提供：コヴィディエンジャパン

写真4 挿管チューブとスタイレット
a：挿管チューブ，b：スタイレット（左：成人用，右：小児用），c：スタイレットを入れた挿管チューブ

4. その他必要な道具

　カフ用のシリンジ，挿管チューブ固定用のテープまたはホルダー（挿管チューブ固定専用器具），聴診器，挿管チューブ潤滑用ゼリーなどが必要です．

予習をしよう（Ⅱ） —必要な喉頭の解剖—

舌の根元（舌根）に喉頭蓋があり，喉頭蓋の奥に声門があります（図1，図2）．喉頭鏡のブレードの先端を舌根と喉頭蓋の間に置いて喉頭鏡を持ち上げることで声門が視認できます．これを喉頭展開といいます．

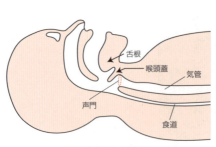

図1 頭頸部の縦断図

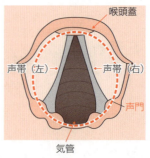

図2 喉頭展開したときの視野

実際にやってみよう —手順の習熟—

成人気道管理のシミュレータを使って，バッグマスク換気と気管挿管とを行う練習をします．臨床現場では患者さんを仰臥位にして，まずバッグマスク換気を行い，長時間の人工呼吸が必要な場合などには気管挿管を行います．

1．成人気道管理の手順

1) バッグマスク換気
   - ☐☐ 手指衛生をしてから，手袋，マスク，フェイスシールドまたはゴーグルを装着する．
   - ☐☐ バッグバルブマスクを組み立てる．
   - ☐☐ シミュレータの口元にマスクを当て，左手の拇指は鼻側，示指は口側に置いてマスクを保持し，顔面に密着させ鼻と口を覆う（写真5）．
   - ☐☐ 左手の中指，環指，小指で下顎挙上と頭部後屈をさせる．
   - ☐☐ 右手でバッグを揉み，1分あたり10回程度で換気を繰り返す．

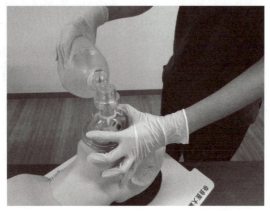

写真5 バッグマスク換気

2) 気管挿管
   - ☐☐ 患者に適したサイズの挿管チューブと喉頭鏡のブレードを選択する．
   - ☐☐ 喉頭鏡のハンドルとブレードを組み立て，先端での点灯を確認する．
   - ☐☐ 挿管チューブのカフに空気を送り，破損がないか確認してから，脱気する．

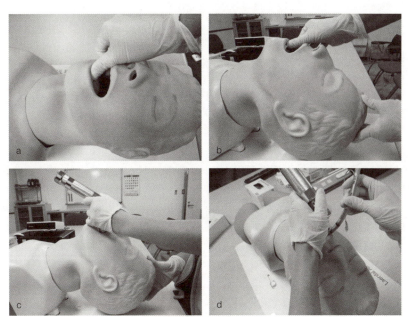

写真6 気管挿管の手順

- □□ スタイレットを挿管チューブの中に通し，湾曲させる．
- □□ 枕などを使用し，シミュレータの頭位をスニッフィング位（前方へ顎を突き出して匂いを嗅ぐ際の状態の頭位）にする．
- □□ 右手の拇指と示指を交差（クロスフィンガー法）させて開口させる（写真6a）．
- □□ 左手を用いて頭部を後屈させる（写真6b）．
- □□ 左手に点灯させた喉頭鏡を持ち，口腔内へブレードを挿入する．
- □□ 喉頭鏡のハンドルの根元を握る．
- □□ 開口と頭部後屈を維持しつつ，ブレードをさらに奥に挿入する（写真6c）．
- □□ ブレードが歯牙（特に上顎の歯牙）に接触しないように注意する．
- □□ ブレードで舌を右から左へ圧排し，喉頭蓋を確認する．
- □□ 舌根と喉頭蓋の間へブレードの先端を進め，声門を確認する．
- □□ 右手で挿管チューブを気管内へ進める（写真6d）．
- □□ チューブの先端が声門を通過したら，スタイレットの抜去を介助者に指示する．
- □□ カフ全体が声門通過後，挿管チューブをさらに 2 cm ほど進める（図3）．
- □□ 喉頭鏡を口腔内から抜去し，左手で挿管チューブを保持する．
- □□ 介助者にカフへ 10 mL の空気注入を指示，さらにバッグと挿管チューブの接続を指示する．
- □□ 右手でバッグを揉んで換気し，胸郭挙上や聴診器で呼吸音を確認して気管挿管の成功を確認する（実際には経皮的動脈血酸素飽和度測定装置や呼気二酸化炭素検出装置も併用して確認する）．
- □□ 終了後は手袋，マスク，フェイスシールドの順番に外し，手指の衛生を行う．

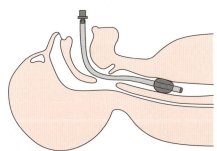

図3 気管挿管の縦断図

2．Don't Do!

①過剰な強さや回数でバッグを揉んではいけません．過換気になります．

②喉頭鏡を粗暴に操作してはいけません．

③声門の視認が不十分なまま気管挿管を行ってはいけません

④スタイレットを入れたまま挿管チューブを気管内へ深く進めてはいけません．

⑤バッグをつないだ挿管チューブから手を離してはいけません．

3．自己評価をしてみよう

項目	😄	🙂	😣
1．バッグバルブマスクの組み立てができた．	A	B	C
2．気管挿管に必要な物品の準備ができた．	A	B	C
3．バッグマスク換気ができた．	A	B	C
4．歯牙損傷せずに喉頭鏡を操作できた．	A	B	C
5．声門がすべて視認できた．	A	B	C
6．気管挿管ができた．	A	B	C

4．FAQ

Q1：手が小さく，マスクの密着や頭部後屈が難しくてバッグバルブマスク換気が同時にできません．どうしたらよいでしょうか？

A1：両手でマスクの保持と頭部後屈，下顎挙上を行い，介助者にバッグを揉んでもらう2人法が対処方法として有用です．

Q2：喉頭鏡操作による歯牙損傷を防ぐにはどうしたらよいでしょうか？

A2：上顎の歯を「てこの支点」にして喉頭鏡を操作すると歯牙損傷が発生します．ハンドルを自分に引き付ける方向に操作するのではなく，上前方へと挙上するように操作します．

Q3：食道挿管になった場合はどうしたらよいでしょうか？

A3：直ちにカフを脱気させて挿管チューブを抜去し，バッグマスク換気を行って再挿管の準備を行います．

Q4：枕などを利用して頭位を調整するのはどうしてですか？

A4：上から口腔内を覗くと気管は水平にあるので声門が視認できません．頭位をスニッフィング位にすることで声門が視認しやすくなります．

Q5：義歯をしています．気管挿管の時には取るのでしょうか？

A5：喉頭鏡の操作で義歯が取れて，気管内や食道内の異物となる可能性があるので気管挿管の前に義歯は取ります．

さて復習　―臨床にふれる―

1．人工呼吸と気管挿管の適応

患者自身の自発呼吸で，適正な動脈血酸素分圧または二酸化炭素分圧を維持できない場合に，速やかに実施します．以下のような病態が代表例です．

1）心肺停止（原因を問わず）

2）重度の意識障害を起こす病態

頭蓋内出血，脳腫瘍，てんかん重積発作，薬物中毒，血清電解質異常，血糖値異常など

3）呼吸筋力の低下が生じる病態

重症筋無力症，筋萎縮性側索硬化症（ALS），筋ジストロフィーなど

4）全身麻酔を行う際

2. バッグマスク換気，気管挿管以外の人工呼吸法

1）mouth-to-mouth 法

口対口で直接息を吹き込む人工呼吸法ですが，感染予防器具なしでは行ってはいけません．

2）声門上気道確保器具

声門の手前で気道確保する器具で，バッグマスク換気と気管挿管の中間に位置する人工呼吸法です．

3）気管切開

前頸部の皮膚を切開し，気管へ直接チューブを挿入する人工呼吸法です．

3. 気管挿管が難しい患者

1）関節リウマチや顎関節骨折，肥満等の開口障害がある場合

喉頭鏡の挿入が制限され，声門の視認が困難です．

2）頸椎損傷や頸椎ヘルニア，肥満等の頭部（頸部）の後屈障害

喉頭軸と気管軸が一致しないと声門の視認が困難です．

参考文献

1）東澤知輝，他：（経口）喉頭鏡挿管．医科器械学 1997；67：214-216.
2）鈴木昭広，他：最近の気管挿管用補助具の進歩．臨床麻酔 2008；32：701-709.
3）青山和義：必ずうまくいく！　気管挿管　改訂版．羊土社，2009.
　　＊フルカラーで気管挿管に必要な知識，技術について詳細に書かれています．
4）森皆ねじ子：ねじ子のヒミツ手技 1st Lesson．SMS，2009.
　　＊さまざまな医療手技をイラストでわかりやすく解説しています．

👍 私が麻酔科を選んだ理由

　私が麻酔科を選んだときは今のような臨床研修制度はなく，2週間の学生実習（ポリクリ）のみの経験で選びました．十分に麻酔科のことを知っていたともいえませんし，十分に何科がよいか，何科が自分に向いているかということを考えたということもありませんでした．何となく気になった，あの手術室でスクラブを着て忙しく，緊迫し，時にリラックスする様に惹かれたという感じです．もともと無口で人との交流も下手だったので，患者さんとお話しすることも少ない科ということもあったかもしれません．そして，何よりまだまだこれから広がっていくという予感がしたというのが大きかったです．伝統の道を歩むのではなく，自分も開拓の一端を担えるのではないかという気がした科でありました．入ってみるとやはり緊張とリラックスが絶妙なバランスで体験でき，現在も広がり続ける大きなフィールドがあることを実感し，今でもわくわくする日が続いています．一見，手術室で麻酔をしている姿をみると退屈そうに見えるかもしれませんが，そうではありません．飛行機のパイロットが，退屈そうに見えるかもしれませんが，退屈でないのと同じです．常に周囲に気を配り，未来に起こる危機に対応できるように準備し，嵐がくるとその嵐と闘わなければなりません．そして嵐が去ったあとにほっとする瞬間は，とても満足度が高いものとなります．フィールドは手術麻酔だけでなく，集中治療，ペインクリニック，緩和ケア，医療安全，シミュレーション教育など幅広い選択が可能になっています．最近は周術期管理医として，手術1か月前から退院まで，患者さんの回復を目指したかかわりも充実し，周術期管理の一端として，健康長寿への予防医学にも関与できるようになってきました．以前とは違い，多職種チーム医療の牽引役としてコミュニケーション能力も強く要求されるようになってきました．全診療科とかかわれる，多職種で診療に当たれる急性期の総合医としての役割が求められています．手術麻酔や集中治療などは時間交代制なので，女性医師もママ麻酔科医としてたくさん働いています．多くの仲間と共にさらに麻酔科学のフィールドを広げていきたいと思います．

（麻酔科学講座教授　川口昌彦）

第3章 検査編

1 血圧測定
―臨床手技の基本―

松田明子・永田明恵

本手技の臨床目的
　心拍出量と末梢血管抵抗の状態を反映する血圧の測定は，循環器系の病態を把握する目的で実施される．

手技実習到達目標
　□血圧の測定条件を説明できる．
　□血圧に影響する要因を説明できる．
　□触診法で収縮期血圧を測定できる．
　□コロトコフ音の聴診で収縮期血圧と拡張期血圧を測定できる．
　□得られた血圧値を「高血圧治療ガイドライン」に従って評価できる．

予習をしよう（Ⅰ）―血圧計の測定原理―

　血圧測定には直接法と間接法があります．前者は動脈の中にカテーテルなどを直接挿入して測定する観血的測定法（第3章3）で，後者はカフ（腕帯．仏語でマンシェットともいう）を用いた非観血的測定法です．
　以下，日常臨床に用いられる間接法による血圧計を取り上げます．大きく水銀柱イメージ血圧計と電子血圧計に分類できます．

1. 水銀柱イメージ血圧計
　血圧は水銀柱で従来測定していましたが，水銀そのものの有害性が問題になり，水銀柱をイメージしたいわゆる水銀レス血圧計が普及してきました（**写真1**）．医療機関で多く利用されています．
　測定者が対象者の上腕にカフを巻き，送気球でカフ内のゴム囊に空気を送り，動脈に圧を加えて血流を停止させたあと，手元排気弁で減圧しながら，発生するコロトコフ音（後述）を聴診器で聞き取って，収縮期血圧と拡張期血圧を得ます．

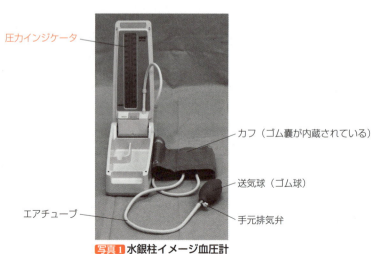

圧力インジケータ
カフ（ゴム囊が内蔵されている）
送気球（ゴム球）
エアチューブ
手元排気弁

写真1 水銀柱イメージ血圧計

2. 電子血圧計

さまざまな種類の電子血圧計が開発され市販されています（写真2）．加圧のためのカフを必要としていることは前述の水銀柱イメージ血圧計と同じですが，いずれも聴診器は不要です．デジタル表示で，ほとんどが加圧と減圧は自動です．

内蔵したマイクロフォンでコロトコフ音（後述）を拾って血圧値を得るコロトコフ法と，加圧したカフの減圧で血管壁に生じる生理的な振動（脈波）をカフ内蔵センサーで検知して血圧値を割り出すオシロメトリック法とがあります．ともに収縮期血圧と拡張期血圧が得られます．

写真2aのタイプは医療従事者向けで，オシロメトリック法と聴診器を用いたコロトコフ法の切り替えが可能です．携行しやすい点が大きな長所になっています．bのタイプは上肢を写真では手前から筒の中に腕を通して安定させ，自分でスイッチを押すと自動的に加圧減圧されて，血圧値がデジタル表示されます．公共施設やスポーツジムなど人の出入りが多いところでよく見かけます．cは家庭血圧計としてよく利用されているタイプです．小型で1人で測定できるように，カフには円筒状になるような素材が使われています．dは手首で血圧測定するタイプです．a〜cが上腕動脈を測定対象としているのに対し橈骨動脈を対象としています．手首の位置を心臓の高さに合わせることが意外に難しく，血圧値の信頼性が乏しくなりがちです．

現時点での血圧測定法のゴールドスタンダードは，前項1の聴診器を用いたコロトコフ法です．

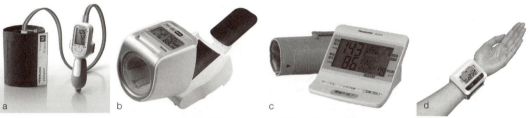

写真2 市販されている電子血圧計の種類

3. 測定部位とカフの幅

血圧は一般的に上腕動脈で測定します．これは，上腕動脈にカフを巻くと自然と心臓と同じ高さになるため，坐位，仰臥位，ベッド上など測定体位をあまり気にしなくてすむこと，他の部位に比べ測定が容易であることによります．

カフは，通常，上腕周囲径（肩峰と肘頭との中央の周囲径）の約40%幅を選びます．成人用の12〜14 cm幅が血圧計に標準装備されています．小児用を含めて大小のカフがあります（写真3）．上腕が明らかに細い（高度のやせ）場合や太い（高度肥満）場合などには，カフを付けかえます．

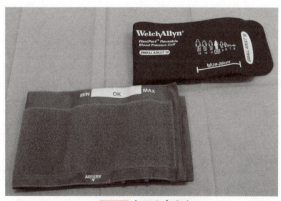

写真3 カフの大きさ
上が小児用．下は標準装備の成人用．

予習をしよう（Ⅱ）―必要な生理学の整理―

1. 収縮期血圧と拡張期血圧の生理学

　心室が収縮し，全身に血流を送り出している時期を収縮期，次の収縮期に向けて拡張している時期を拡張期といいます．収縮期の血圧の最高値を収縮期血圧（または最高血圧または最大血圧），拡張期の血圧の最低値を拡張期血圧（または最低血圧または最小血圧）といいます（図1）．

　血圧は，心拍出量（一心拍で拍出される血液の総量）と，末梢血管抵抗（血管内での血液の流れにくさ）との積で表すことができますが，神経性と液性の2つの因子で調節されています．神経性因子は自律神経系であり，交感神経の興奮は血管収縮と心拍数増加，心収縮力増大をもたらし，副交感神経系はその逆方向に作用します．液性因子としては，血圧上昇作用をもつアンギオテンシンⅡ，アルドステロン，バソプレシン，アドレナリン，ノルアドレナリンなど，また血圧降下作用をもつ心房性ナトリウム利尿ペプチドなどが知られています．

　こうした因子を介して血圧を変動させる日常生活上の要因として，気温，体位，運動，入浴，食事，喫煙，飲酒，膀胱充満，精神的緊張などがあります．

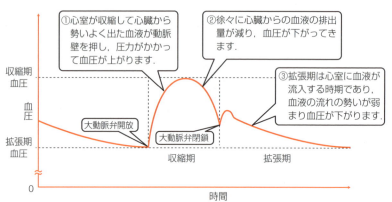

図1 収縮期血圧と拡張期血圧

2. コロトコフ音（Korotkoff）の発生

　カフに動脈内圧より高い圧を加えたあとに減圧させると，血管の中を中枢側から勢いよく血液が末梢側に流れ出すため渦流が生じ，音が心拍に合わせて発生し始めます（図2）．発見者の名前にちなんでコロトコフ音と名付けられていますが，コロトコフ音が聞こえ始める点をスワン（Swan）の第1点とよび，この時の血圧値が収縮期血圧（最高血圧）に，コロトコフ音が完全に聞こえなくなったスワンの第5点の値が拡張期血圧（最低血圧）に，それぞれ対応します．

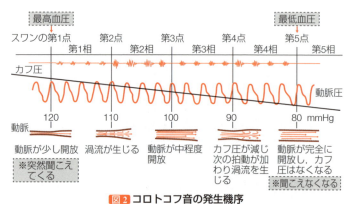

図2 コロトコフ音の発生機序

（日野原重明，他：バイタルサイン～そのとらえ方とケアへの生かし方～．医学書院，1980；p60より転載）

実際にやってみよう ―手順の習熟―

　ここでは水銀柱イメージ血圧計での測定手順を示します．まず，①橈骨動脈の触診で収縮期血圧を測定します（触診法）．次に，②その値を目安に，水銀柱イメージ血圧計で加圧して，③聴診器でコロトコフ法により収縮期と拡張期の血圧を測定します（聴診法）．シミュレータには「あつ姫」などを使います．

1．血圧測定

1）測定準備

- □□　測定室が快適な室温に維持されていることを確認する．
- □□　対象者に姓名を名乗ってもらう．
- □□　血圧を測定することを告げる．
- □□　対象者にリラックスした状態で椅子に座ってもらい，約 5 分間安静にすることを求める．

2）カフを巻く

- □□　安静終了後，坐位のままで，右上肢の伸展を求め，十分に上腕を露出させる．圧迫のない半袖の状態がよいので，必要に応じて脱衣を求める．
- □□　測定時に不快感を与えないよう，測定者は自分の手や聴診器を温めて測定に備える．
- □□　手指衛生を行う．
- □□　肘窩で上腕動脈の位置を触診で確認する．
- □□　カフ内のゴム嚢の中央を上腕動脈の真上に合わせる（写真 4a）．
- □□　カフの下縁が肘窩より 2～3 cm 上になる位置に，指が 1～2 本入る程度のきつさで巻く（写真 4b）．
- □□　カフの位置が対象者の心臓と同じ高さになっていることを確認する．

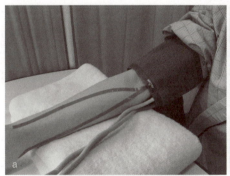
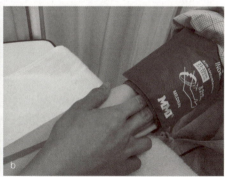
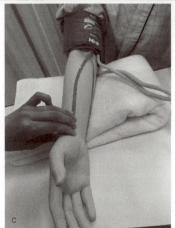
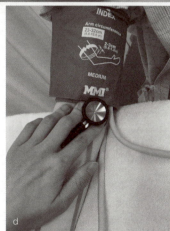

写真 4　血圧測定の基本手技
a：上腕にカフを巻く，b：きつすぎず，緩すぎず，c：橈骨動脈に触れる，d：上腕動脈に聴診器を当てる．
※前腕に血管走行を示すテープを貼っています．心臓の高さにあわせるため，"枕"を置いてあります．

3）触診法による収縮期血圧の測定

- □□ カフを巻いている側の橈骨動脈を3指（示・中・環）の指腹で触知する（写真4c）.
- □□ 目線を血圧計の液晶ディスプレイ（圧力インジケータ）の目盛りと同じ高さにする.
- □□ 送気球を操作して，カフ圧を70 mmHg まで速やかに上げ，その後，1秒間に10 mmHg ずつ上昇させる.
- □□ 橈骨動脈の脈が触れなくなった圧から，さらに加圧して20〜30 mmHg 上昇させる.
- □□ その後，手元排気弁を使って，1秒間（1拍）に2〜3 mmHg ずつカフ圧を下げ，脈が触れ始める値を収縮期血圧とする.
- □□ 聴診法による血圧測定に備えて，上腕のカフを両手で圧迫して，カフ内を脱気させる.

4）聴診法による右上腕動脈での血圧測定

- □□ 聴診器のイヤーピースを外耳道の方向に合わせて装着する.
- □□ 聴診器のチェストピースを膜側に設定し，指で膜面を叩き，音が伝わるか確認する.
- □□ ゴム嚢の中央が上腕動脈の真上にあるかを再確認する.
- □□ 聴診器のチェストピースを肘窩の上腕動脈の上に置く（写真4d）.
- □□ 触診法で決定した収縮期血圧から20〜30 mmHg 上までカフ圧を速やかに上げる.
- □□ 1秒間（1拍）に2〜3 mmHg ずつカフ圧を下げる.
- □□ コロトコフ音が聴こえ始めた値を収縮期血圧とする.
- □□ コロトコフ音が聴こえ始めても同じ速さでカフ圧を下げる.
- □□ コロトコフ音が聴こえなくなった値を拡張期血圧とする. その値からさらに10 mmHg 程度下げ，コロトコフ音が聴こえないことを確認する.
- □□ 同様に反対側（左上腕動脈）の血圧を測定する. 初診では必ず両側で測定する.
- □□ 1〜2分の間をあけて（少なくとも）2回測定する（1機会2回測定が原則）. 2回の測定値が大きく（5 mmHg 以上）異なっているときには追加測定をする.
- □□ 血圧測定終了後，手指衛生を行う.

5）報告・記録

- □□ 安定した値を示した2回の平均値を血圧値とする.
- □□ 測定結果を伝え，収縮期血圧/拡張期血圧の順に単位（mmHg）とともに記録する（例：118/68 mmHg）.

2. Don't Do!

①対象者に声かけや説明をせずに，いきなり血圧測定をしてはいけません.

②カフを巻く強さはきつすぎても緩すぎてもいけません. 痛みを感じさせたり，正確な測定が難しくなります.

③血圧測定中に話しかけたり，話に応じたりしてはいけません. 安静が保てなくなります.

④測定時に手を拳にさせてはいけません. うっ血が生じ，正確な値が得られません.

⑤カフの位置を心臓の高さに合わせずに測定してはいけません. 正確な値が得られません.

3. 自己評価をしてみよう

項目	😄	🙂	😟
1. カフの下縁を肘窩より2〜3 cm 上に合わせた.	A	B	C
2. カフを指1〜2本入る程度のきつさに巻いた.	A	B	C
3. カフと心臓の高さが同じであることを確認した.	A	B	C
4. 橈骨動脈で触診法により収縮期血圧を測定できた.	A	B	C
5. 聴診器を用いてコロトコフ法で血圧測定ができた.	A	B	C

4. FAQ

Q1：カフと心臓を同じ高さにするのはなぜですか．たとえば，上肢を挙上させた場合の血圧値はどうなりますか？

  A1：心臓との高さの差の分だけ血圧が差し引きされて，血圧値は低くなります．

Q2：カフ幅が適切な幅（上腕周囲径の約 40%）より狭い場合はどうなりますか？

  A2：幅が狭い分だけ上腕動脈全体にかかる圧が限局されるため，強い圧力をかける必要があり，見かけ上，血圧値が高くなります．

Q3：カフをきつく巻くと，値はどうなりますか？

  A3：カフがきつく巻かれていると，加圧の際，少ない圧ですむため血圧は低くなります．

Q4：安静にさせずにいきなり血圧を測定するのはよくないでしょうか？

  A4：血圧の変動要因は多くあります．それらの影響をできるだけ小さくして，かつ同一条件で測定しなければ，比較性が保たれなくなります．具体的には，静かな適温の環境下で，5 分程度の安静後，会話を交わさず測定します．家庭血圧の測定は，朝起床後 1 時間以内，排尿後で，朝食および朝の降圧剤服用の前とします．

Q5：左右どちらの腕で測定しても，値は同じですか？

  A5：右上腕動脈は上行大動脈からすぐ腕頭動脈に分岐し，その後右鎖骨下動脈，腋窩動脈，上腕動脈となるため，心臓に近い部位での測定となり，右上腕での測定が望ましいとされています．ただし，初回の測定の場合は左右差を確認する必要があります．2 回目以降は高血圧を見逃さないため血圧の高い方で測定します．

さて復習 ―臨床にふれる―

1. 成人の血圧値の分類（表 1）

収縮期血圧と拡張期血圧の値で血圧は分類され，診察室血圧で収縮期血圧 140 mmHg 以上または拡張期血圧 90 mmHg 以上の場合に高血圧と分類されます．収縮期血圧と拡張期血圧が異なる分類に該当する場合，重症度の高い方へ分類されます．正常高値血圧，正常血圧の者は至適血圧の者に比べ，高血圧に移行する確率が高いことが明らかにされています．

表1 成人における血圧値の分類（mmHg）

	分類	収縮期血圧		拡張期血圧
正常域血圧	至適血圧	<120	かつ	<80
	正常血圧	120-129	かつ/または	80-84
	正常高値血圧	130-139	かつ/または	85-89
高血圧	Ⅰ度高血圧	140-159	かつ/または	90-99
	Ⅱ度高血圧	160-179	かつ/または	100-109
	Ⅲ度高血圧	≧180	かつ/または	≧110
	（孤立性）収縮期高血圧	≧140	かつ	<90

（日本高血圧学会高血圧治療ガイドライン作成委員会編：高血圧治療ガイドライン 2014. 日本高血圧学会，2014；p19 より引用）

2. 家庭血圧と診察室血圧による血圧の分類

家庭血圧と診察室血圧とを比較することにより，仮面高血圧と白衣高血圧を判別できます．仮面高血圧は，早朝高血圧，ストレス性高血圧，夜間高血圧に分類されます．心血管イベントは早朝に多いことが指摘されており，仮面高血圧の中でも早朝高血圧に注意が必要です．白衣高血圧は家庭血圧は正常であるのに対し，診察室血圧が高いものをいいます．なお，家庭血圧の高血圧の診断基準は収縮期血圧 135 mmHg 以上または拡張期血圧 85 mmHg 以上です．

参考文献

1) 御手洗玄洋（総監）, 小川徳雄（訳）：ガイトン生理学 第11版. エルゼビア・ジャパン, 2010；pp169-188.
2) 日本高血圧学会高血圧治療ガイドライン作成委員会（編）：高血圧治療ガイドライン2014［JSH2014］. 日本高血圧学会, 2014；pp1-44.
3) フィジカルアセスメントがみえる. メディックメディア, 2015；pp48-63.
4) 病気がみえる vol.2 循環器 第3版. メディックメディア, 2014；pp7-26.

Column　口腔外科診療 FAQ

Q1. 口腔内診察にあたって, 患者さんに不快な気持ちを与えないように心がけるべきことを教えてください.

A1. 手指を清潔にし, 指嚢や手袋にて感染防御に心がけておくことが必要です. また, ラテックスアレルギーの方もいるので事前の問診が大切です. 舌圧子で舌, 頬粘膜等を圧排し視野を確保するとともに手指による触診（双指診など）により, 病変の有無を確認します. その際は過度な力がかかりすぎないように注意しましょう. 患者さんは口腔内のどの部位を触られるのか見えないため診察時に声をかけることが重要です.

Q2. 口腔内で診察や手技のために指を動かそうと思うのですが, 狭いためか, 自由に動かせません. コツはあるのでしょうか?

A2. 診察したい部位や処置したい部位の空間を最大限確保できるように, 患者に舌を動かすよう指示したり, 舌圧子の先端付近に力を集中させ軟組織を圧排したりするようにします. 頭位は正面位が標準ですが, 口峡咽頭部をみる場合はやや前屈気味にし, アーと発音してもらうと診察しやすくなります. 逆に口蓋部をみる場合は, 頭位はやや上向きにして開口してもらいます. また, ガーゼなどで舌を掴み, 左右に広げるようにすることで口腔底や舌根などの診察がしやすくなります.

Q3. 気道確保のときに, 歯牙損傷を起こしやすい歯や, 口腔内の状態はあるのでしょうか?

A3. 上顎の前歯（中切歯や側切歯）が損傷を受けやすい歯牙になります. 歯周病等で動揺している歯牙やセラミック等の材料で修復されている歯牙は損傷を起こしやすいといえます.

Q4. 気道確保のときに歯牙損傷を起こさないために, どのようなことに注意すればいいのでしょうか?

A4. 喉頭鏡を使用する際に, 特にブレードが歯牙に当たらないようにすることが必要です. 頭位は顎をあげるスニッフィング位で十分な開口が必要となります. また, 喉頭鏡を手前（頭側）に倒さず, ハンドルに対して長軸方向に「面で押す」イメージで行うようにすると歯牙損傷の回避が可能です.

Q5. 口腔内の縫合や抜糸で注意すべき点は何でしょうか?

A5. 歯肉の縫合では付着歯肉と可動粘膜の性質の違いを理解して縫合しなければなりません. また, 唾液腺の導管や開口部があるので機能を傷害しない（閉塞させない）ように縫合する必要があります. 抜糸に関しては, 口腔内で汚染されている部位が組織内を通らないように, 組織内に入っていた部分を少し引き出して, 縫合糸を切るようにします.

Q6. 顎骨骨折の特徴と, 顎間固定の際の注意事項を教えて下さい.

A6. 上下顎の骨折では, 咬合不全や開口障害, 痺れなどの神経障害, 顔面の変形などの症状が出現します. 特に下顎骨の骨折では, 付着している筋肉の力により骨片が偏位し, 咬合不全や開口障害の症状が強く出現します. 顎間固定を施行する際は, 歯牙の脱臼やその後に歯牙の移動を起こさないように注意深く行います. また, 顎間固定をしている間は嘔吐による窒息に注意し, ワイヤーやエラスチックゴムをいつでも切除できるような準備をしておく必要があります.

Q7. 口腔の悪性腫瘍と良性腫瘍の肉眼的な鑑別方法はあるでしょうか?

A7. 良性腫瘍の場合は, 通常発育が緩慢で膨張性発育を示し, 表面も比較的平滑で境界も明瞭な場合が多く見られます. しかし, 悪性腫瘍の多くは発育が早く, 強い硬結を触れ, 浸潤性で境界も不明瞭な場合が多いのが特徴です. 表面も発赤や出血, クレーター様の潰瘍や肉芽形成が見られる場合も多くあります. 歯肉癌の場合は, 不自然な歯の動揺や抜歯後の治癒不全などが特徴です.

（山川延宏・桐田忠昭）

第3章 検査編

2 静脈血採血
―血液検査のための最も基本的な臨床手技―

桐山敬生・杉江和馬

本手技の臨床目的
静脈血採血は血液検査や血液培養のための血液採取を目的として実施します．

手技実習到達目標
- □ 採血に必要な道具を揃えることができる．
- □ 患者への説明ができ，適切な穿刺部位を選択できる．
- □ 駆血帯を巻き，消毒，穿刺，採血，駆血帯の解除，抜針，止血ができる．
- □ 採血管への血液採取，抜針の廃棄ができる．
- □ 穿刺痛時の対応，針刺し事故の対応を説明できる．

予習をしよう（Ⅰ） ―静脈血採血のための道具―

採血は一般的な血液検査や血液培養などを目的とする静脈血採血と，血液ガス分析などを目的とした動脈血採血（第3章3）とに分類できます．静脈血採血にはシリンジ（注射筒）を用いる方法と真空管を用いる方式とがあります．

シリンジ方式（写真1）は，血液採取がしにくい血管などにも陰圧をかけて採血できる点で優れていて，血液が採取できていることを確認しやすい方法です．21 G（ゲージ）か22 Gの太さの直針か翼状針と，採血量に合わせて5 mL，10 mL，20 mL，30 mLのシリンジとを組み合わせて，使用することになります．シリンジに採取した血液は採血管に移す必要があります（写真1b）．

真空管方式（写真2）は，真空採血管ホルダーに針をつけて血管内に刺入すれば，採血管が真空のため自動的に血液が逆流してくる方式です．真空採血管を必要な本数だけ差し替えれば，採取した血液を移し替

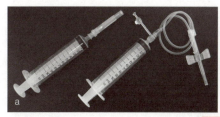
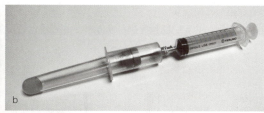

写真1 シリンジ方式
a：シリンジに直針（左）または翼状針（右）を装着．
b：シリンジ方式では，採血液をBlood Transfer Deviceで真空採血管へ移します．

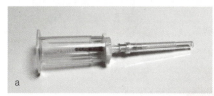
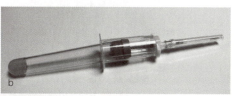

写真2 真空管方式
a：真空採血管ホルダーに直針を装着．
b：採血管も装着したところ．

る手間が省け早くできます．しかし，血液の採血管への流れが悪くなり一度で採血できない場合もあります．
　採血には，その他の道具も必要です（**写真3**）．①は**消毒綿**・酒精綿です．アルコールアレルギーのある患者さんには**ベンザルコニウム**などの消毒綿を用います．②は**駆血帯**，③が**シリンジ**，④は**直針**，⑤は**翼状針**，⑥が**Blood Transfer Device**です．⑦は**シャープスコンテナー**（鋭利廃棄容器）と一般的にいわれているもので，血液で汚染された針などの鋭利なものを廃棄する専用容器です．このほかに，未滅菌手袋，採血用腕枕，絆創膏・テープ（優肌絆），ゴミ袋などの物品も必要です．

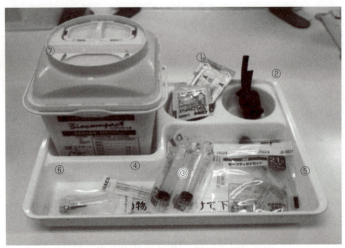

写真3 シリンジを用いた静脈血採血用道具

予習をしよう（Ⅱ）　―必要な上肢皮静脈の知識―

　図1は左肘窩の静脈の走行と穿刺部（図の矢印）の断面図です．肘窩の静脈走行は変異に富んでいます．約20%の人では，**図1**のように，**前腕正中皮静脈**が尺側正中皮静脈と橈側正中皮静脈に分かれて，それぞれ尺側皮静脈と橈側皮静脈に合流します．尺側正中皮静脈と橈側正中皮静脈のうち片側しかない静脈走行の場合もあり，肘窩で橈側皮静脈と尺側皮静脈をつなぐ静脈は**肘正中皮静脈**とよぶこともあります．皮下の神経は橈側皮静脈より尺側皮静脈周囲にやや多く走行しています．尺側正中皮静脈や肘正中皮静脈は，**上腕二頭筋腱膜**の上を横切って走行しており，その下層には**上腕動脈**や**正中神経**（断面図参照）が通っていて腱膜がそれらを保護しています．

　採血では穿刺しやすい血管を選びますが，利き手とは反対側を選ぶことが多いです．採血時には，肘窩の

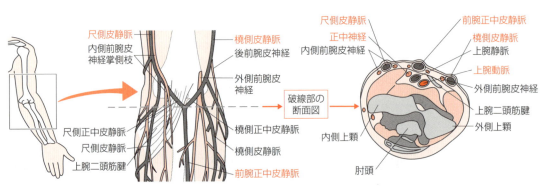

図1 左肘窩の静脈の走行と穿刺時の血管断面図

深部に上腕動脈や正中神経が走っているので深く刺しすぎないよう（通常 1 cm まで）注意し，できるだけ皮下の神経の走行が少ない橈側の静脈を選び，走行に沿って手前から穿刺します．

実際にやってみよう　―手順の習熟―

穿刺する場所を探し，針とシリンジ（または真空採血管ホルダー）を用意し，駆血帯を巻き，消毒綿で穿刺予定部位を消毒し，穿刺して採血を行い，採血管に移します．採血実習には採血静脈注射練習キットを使います．

1. 静脈血採血の手順（図2）

1）準備
- ☐☐ 採血に必要な道具と物品が揃っていることを確認する．
- ☐☐ 本人確認のため姓名を名乗ってもらい，採血管の姓名と一致していることを確認する．採血することを患者に説明し同意を得る．
- ☐☐ 透析シャントがあるなど，採血していけない腕でないかを確認する．
- ☐☐ 穿刺できそうな血管を確認し，穿刺部位の目安をつける．
- ☐☐ 手指衛生を行ってから，未滅菌手袋を着用する．
- ☐☐ シリンジ（または真空採血管ホルダー）に採血針を装着する．

2）静脈血採血
- ☐☐ 採血用腕枕で高さを調整する
- ☐☐ 採血側の腕を伸展させて，穿刺予定部位から 7〜10 cm 程度中枢側に駆血帯を巻く．
- ☐☐ 患者に採血側の手を軽く握ってもらい，皮静脈を怒張させる．
- ☐☐ 穿刺血管を選択する．弾力性のある静脈血管を選ぶ（青くよく見える血管が穿刺しやすいとは限らない）．
- ☐☐ 消毒綿で消毒する．
- ☐☐ 穿刺直前に採血針のキャップをはずす．
- ☐☐ 穿刺部と消毒部位には触れないように注意しながら，穿刺ポイントの少し手前を母指で皮膚に軽く緊張をかけて，採血針を刺入する．

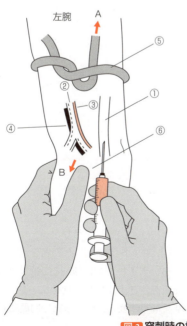

●駆血帯の巻き方
静脈より高い圧でかつ動脈より低い圧で巻く．片手操作で外せるような巻き方をする．採血部位に駆血帯が触れないようにする．

●針の穿刺
皮静脈方向に沿い，採血針の切り口は上に向けて，皮膚面に 15〜30度 の角度で穿刺する．

① 橈側皮静脈（cephalic vein）
② 尺側皮静脈（basilic vein）
③ 上腕動脈（brachial artery）
④ 正中神経（median nerve）
⑤ 駆血帯 A の方向に引けば外れる
⑥ 親指で皮膚を軽く B の向きに引き皮膚に緊張を与える

図2 穿刺時の様子

□□　シリンジの場合は片手でシリンジと針先を固定し，もう一方の手でシリンジを引いて採血する（真空管の場合は片手で真空採血管ホルダーと針先を固定し，もう一方の手で採血管を真空採血管ホルダーに差し込む）．

3）抜針と止血と廃棄

□□　必要な量が採取できたら，駆血帯を片手ではずし，採血針を抜く．

□□　抜針すると同時に消毒綿で圧迫止血する．安全装置付きの器材の場合は安全装置を作動させる．翼状針の場合は針を収納する（第1章2参照）．

□□　採血者の両手を自由にするために，意識のしっかりした患者には，消毒綿を圧迫して自分で止血するように依頼する．

□□　シリンジ採血の場合は Blood Transfer Device を用いて血液を採血管に移し替える．

□□　採血針をシャープスコンテナー（鋭利物廃棄容器）に廃棄する．

□□　止血できているのを確認し，穿刺部位に消毒綿の上からテープで留めるか絆創膏で留める．

□□　消毒綿，シリンジ，血の付着したものなどの感染廃棄物は感染廃棄物の袋に，その他の非感染物は非感染物の袋に捨てる．

□□　手袋を外し，手指衛生を行う．

2. Don't Do!

①透析シャント，リンパ節郭清後等の腕は採血をしてはいけません．

②深く刺しすぎてはいけません．前腕では皮膚面に対し15〜30度の角度で穿刺して，通常 1 cm 以内です．

③駆血帯を長時間巻いたままにしてはいけません．静脈がうっ血し，腕がだるくなり痛みもでます．採血針の準備ができてから巻きます．

④駆血帯を巻いたまま抜針してはいけません．出血が多くなります．

⑤針には触れてはいけません．清潔を保ってください．

⑥穿刺中，針から手を離していけません．針先が動かないようにしっかり固定していないと針が抜けたり，血液が途中でシリンジに流入してこなくなったりします．

⑦リキャップは針刺し事故の原因となるのでしてはいけません．

3. 自己評価をしてみよう

項目	😄	🙂	😟
1. 採血に必要な道具と物品を用意できた．	A	B	C
2. 採血前の声かけ，穿刺可能な部位か確認ができた．	A	B	C
3. シリンジと針をうまく接続できた．	A	B	C
4. 駆血帯を片手で外せるように巻けた．	A	B	C
5. 穿刺する血管を見つけることができた．	A	B	C
6. 適切な角度で針を刺入できた．	A	B	C
7. 駆血帯を外してから抜針し，止血ができた．	A	B	C
8. 採血管に血液を移すことができた．	A	B	C
9. 針やゴミを分別して廃棄できた．	A	B	C

4. FAQ

Q1：血管が見当たらない，触れないときはどう対応すればよいでしょうか？

A1：前もって難しいとわかっている場合は，採血前にホットタオルなどで腕を温めてもらいます．駆血帯を巻いても血管がまったく見えない患者さんもいますが，解剖学的に血管が存在しそうな場所に弾力のある血管を触れることもあります．また血管を浮き上がらせるために，手を下げてグーパーを繰り返してもらい腕の血流を増やすと見つけやすくなります．左または右の肘窩でできなければ反対側の肘窩，手背，前腕なども検討します．

Q2：穿刺したが血液がシリンジに流入してきません．どうしたらよいでしょうか？

A2：通常は1cm以内で静脈にあたり，針先がすべて血管内に入るように2mm程度進めます．血液がシリンジに流入しないときは針を少しだけ進める，あるいは引いてみます．針先の方向を左右に変えて進めることは，神経損傷，動脈穿刺の危険性がありますので要注意です．

Q3：針を刺したら患者さんの顔が真っ青になりました．どうすればよいでしょうか？

A3：痛み刺激が引き金で，迷走神経反射が起こったと考えられます．直ちに採血を中止し，意識，呼吸，血圧，脈拍数といったバイタルサインを確認します．通常，ベッド上安静で回復します．

Q4：穿刺したら，痛みやしびれがあると患者さんに言われたとき，どうしたらよいでしょうか？

A4：それ以上，針を進めることは絶対にしてはいけません．慎重に針を抜いて，しびれや痛みが消失すればまずは安心ですが，同じ場所からの穿刺はやめます．症状が強いときは神経損傷の可能性もあり，週～月単位の慎重な観察が必要になることもあります．

臨床にふれる　―静脈血採血による神経損傷―

　採血行為では注意をしていても神経障害がまれながら起こります．抜針後も疼痛が続く場合は神経障害を疑います．深く穿刺しすぎて神経を穿刺したり，表在に近い細い神経を穿刺したり，皮下血腫が神経を圧迫したりすることなどにより，神経が障害されることがあります．しびれ感や知覚障害，脱力，不快感が起こりますが，静脈穿刺後の神経障害は通常2カ月以内に回復する場合が一般的です．症状が強いときは神経内科やペインクリニックでの診察を考慮します．

　まれに，穿刺による神経損傷から複合性局所疼痛症候群（complex regional pain syndrome：CRPS）に発展し，重篤な後遺症が残ることもあります（150万人に1人くらい）．これは，灼熱痛，感覚過敏・感覚低下，皮膚の色の変化，発汗異常，皮膚温度の異常，皮膚のむくみ・萎縮・色素沈着，骨の萎縮，筋肉の萎縮などを伴うことのある，神経損傷後に疼痛が持続する症候群です．難治性であり症状緩和の薬物療法，理学療法が必要となります．

参考文献

1）小野寺美子，他：静脈採血の基本とトラブルシューティング．レジデントノート　2014；16：28-36．

2）佐藤泰吾，他：必修化対応　臨床研修マニュアル．羊土社，2003；144-145．

3）五味敏昭：安全・確実な静脈採血（肘窩）に必要な解剖学の知識．Medical Technology 2010；38：14-20．

4）Keith LM, et al：臨床のための解剖学．メディカルサイエンスインターナショナル，2008；p783．

5）Mast ST, et al：Efficacy of gloves in reducing blood volumes transferred during simulated needlestick injury. J Infect Dis 2010；168：1357-1363．

第3章 検査編

3 動脈穿刺とカテーテルの動脈留置
―穿刺の要点と注意点―

本山　靖・中瀬裕之

本手技の臨床目的
動脈穿刺とカテーテルの動脈留置は血液ガス測定や観血的血圧測定を目的として行われる．

手技実習到達目標
- □動脈穿刺の必要性を説明できる．
- □穿刺する動脈を触診で同定できる．
- □動脈を穿刺しカテーテルを留置できる．
- □動脈穿刺後の圧迫止血ができる．
- □動脈穿刺に伴う有害事象を説明できる．

予習をしよう（Ⅰ）―必要な器具―

動脈穿刺とカテーテルの動脈留置に必要な器具は，穿刺のためのカテーテル穿刺針とこれに連結する延長チューブ類，消毒綿球などです．

1. カテーテル穿刺針
血管内留置を目的としたカテーテルが搭載された穿刺針で，血管壁を貫通させるための金属製ニードル（内針）と，血管内に到達した針を沿って誘導される柔らかいカテーテルから構成されています（**写真1**）．いずれも中空で，血管内に入ったことは血液の逆流で確認できます．

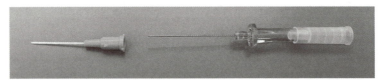

写真1 カテーテル穿刺針
左のカテーテルの中に右の内筒（内針）を入れて1本の穿刺針として使います．

2. 延長チューブと三方活栓
採血や観血的血圧測定をするためには，カテーテルと接続させるチューブが必要です．カテーテル接続端の反対側には三方活栓を付けて，その操作によって動脈血管からチューブに至る回路の閉鎖と解放と採血の切り替えをします（**写真2**）．

3. その他
穿刺部位消毒のための消毒綿球，穿刺針を廃棄する シャープスコンテナー（鋭利物廃棄容器）を用意します．

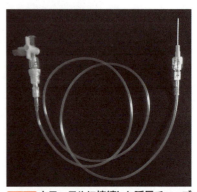

写真2 カテーテルに接続した延長チューブと三方活栓

予習をしよう（Ⅱ） ―必要な動脈の解剖の整理―

　動脈は体表からやや深部に位置し，静脈と違って発達した平滑筋を中心とした三層構造の壁をもっています（図1）．高い還流圧による拍動は予想される動脈の走行に沿って人差し指と中指で軽い圧迫を加えると触知できます（写真3）．

　穿刺部位としては橈骨動脈（図2）と大腿動脈（図3）が多く選択されます．体表に近く触知しやすいことと，比較的安全に穿刺できることが理由ですが，橈骨動脈の近傍には正中神経が走り，大腿動脈に平行して大腿静脈と大腿神経が走っています．また，大腿動脈の近位側は鼠径靭帯を経て腹腔に移行します．

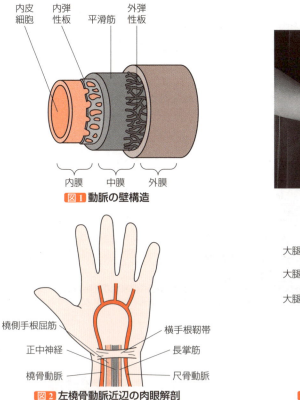

図1 動脈の壁構造

図2 左橈骨動脈近辺の肉眼解剖

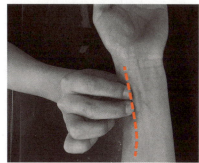

写真3 橈骨動脈の触知

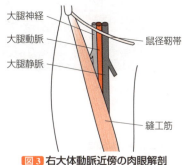

図3 右大体動脈近傍の肉眼解剖

実際にやってみよう ―手順の習熟―

橈骨動脈採血シミュレータ（写真4）を使って，橈骨動脈を穿刺し，カテーテルを動脈に留置する手技を

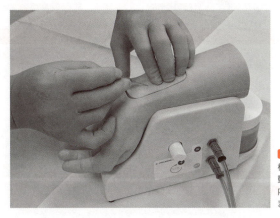

写真4 動脈採血シミュレータ
橈骨動脈を穿刺できる左前腕の模型．拍動のある水が流れるシリコンチューブが内蔵されており，触診と穿刺・採血ができます．

行います．触診によって動脈の位置を同定し，適切な方向と角度で動脈を穿刺して，カテーテルを血管内に誘導して留置します．

1. 動脈ライン確保の手順

1）準備
- □□ 必要な器材が揃っているかを確認する．
- □□ ポビドンヨードの消毒綿球で予定穿刺部位を中心に3回消毒する．
- □□ 清潔維持および感染予防のために手指衛生を行ってから滅菌手袋を着用する．
- □□ 触診にて橈骨動脈の位置を確認する．

2）動脈穿刺と採血
- □□ カテーテル穿刺針を右手の示指と中指で挟んで母指で把持する（写真5）．
- □□ 穿刺針の切り口を上に向けて（図4①），およそ45度の角度（図4②）で動脈を穿刺する．
- □□ 穿刺した動脈からの返血を確認する（図4③）．
- □□ カテーテル先端が血管内に完全に入るよう穿刺針を2 mm進める（図4④）．
- □□ 内筒（内針）を左手で固定し，右手でカテーテルだけを血管内に送りこむ（図4⑤）．
- □□ 内筒（内針）抜去後（図4⑥），カテーテルに延長チューブを接続し採血する（図4⑦）．
- □□ 抜去した内筒（内針）をシャープスコンテナー（鋭利物廃棄容器）に廃棄する．

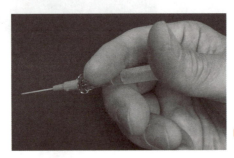

写真5 動脈穿刺針の把持方法
＊実際には滅菌手袋を着用して把持する

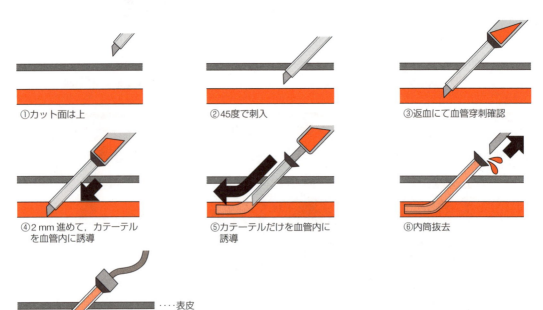

図4 動脈穿刺と採血（またはカテーテル留置）の手順

3）カテーテル抜去後の止血
- □□ 5分間，用手圧迫（図5）をする．
- □□ 5分後に，完全に止血したことを確認し，穿刺部位をガーゼで固定して終了する．
- □□ 手袋を外し，手指衛生を行う．

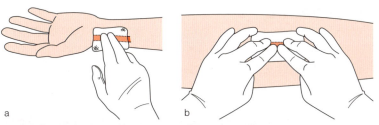

図5 動脈穿刺後の用手圧迫止血（a：橈骨動脈，b：大動脈の場合）
圧迫止血は滅菌手袋を着用した施術者が行います．体表から拍動を確認しながらカテーテルを抜去し，素早く圧迫を加えて出血を最小限にとどめます．橈骨動脈であれば利き手の人差し指と中指を添えて，完全に血流が途絶えない程度に拍動を感じながら5分間圧迫を加えます（a）．大腿動脈であれば両手の圧迫が確実です（b）．圧迫解除後に出血がないことを目視し，丸めたガーゼを穿刺部にテープで固定し終了します．

2. Don't Do!

① 不潔な操作をしてはいけません．局所感染や敗血症の原因となります．
② 止血が不十分ではいけません．血腫ができ，それによる圧迫で動脈閉塞や仮性動脈瘤が生じます．
③ 手首の正中部を誤って穿刺してはいけません．正中神経損傷の原因になります．

3. 自己評価をしてみよう

項目	😀	😐	😟
1. 滅菌手袋を着用して清潔下で操作ができた．	A	B	C
2. 橈骨動脈の穿刺ができた．	A	B	C
3. 動脈血管内にカテーテルを誘導留置できた．	A	B	C
4. 延長チューブへの接続ができた．	A	B	C
5. 圧迫止血ができた．	A	B	C

4. FAQ

Q1：動脈穿刺後に返血がない場合にどうすればよいのでしょうか？
A1：いったん針を抜去して，再度触診したのち，方向を変えて再度穿刺します．

Q2：穿刺部位によって，穿刺後の止血方法は違うのでしょうか？
A2：太くて深い大腿動脈穿刺では，やや強く広い範囲を圧迫止血します．

Q3：橈骨動脈の穿刺後の5分間の用手圧迫で止血されない場合は，理由を何と考え，どう対応すればよいのでしょうか？
A3：正確に穿刺点を圧迫できていない，動脈硬化などによる血管壁の脆弱性，抗血栓薬の服薬や血液疾患などによる止血凝固機能異常などが原因として考えられます．基本的には圧迫時間を延長して止血の完成を確認します．大きな血腫や仮性動脈瘤が形成される場合には，血管縫合などの外科治療が必要になる場合もあります．

さて復習 —臨床に近づく—

　動脈穿刺により，血液ガスや血圧といった呼吸器と循環器の状態を直接表す情報が得られます．それらが必要な病態や疾患について解説します．

1. 動脈血採血が必要な疾患と病態
1）肺気腫などの呼吸器疾患では，動脈血中の酸素分圧，二酸化炭素分圧の測定を必要とします．
2）人工呼吸器管理を行っている外科手術や意識障害を伴う中枢神経疾患の患者さんでは，動脈血中の酸素飽和度，塩基過剰，pH 値などの測定を必要とします．

2. 血圧の持続観察
　動脈に留置したカテーテルによる連続的観血的血圧測定は，外科手術などで全身麻酔下の患者さんや，重篤な疾患で集中治療が必要な患者さんの生命兆候のモニターとして有用です．

3. 動脈穿刺のリスク
1）周囲組織の障害
　動脈穿刺にあたっては，周囲組織を傷つけないために，動静脈や神経，靭帯，筋肉などの解剖を十分理解しておかねばなりません．直接の障害がなくても，不十分な止血による血腫による圧迫で神経障害や，時には大腿動脈穿刺後に後腹膜血腫によるショックをきたす危険性もあります．
2）神経合併症
　橈骨動脈穿刺に伴う正中神経損傷はまれですが，解剖学的知識に基づいてより安全な穿刺に努めます．
3）感染症の発生
　カテーテルの動脈留置は感染リスクを上昇させます．不十分な清潔操作は菌血症などの重大な合併症の原因となります．

参考文献

1）ANGIOLOGY：Gray's Anatomy Williams 37th edition. Churchill Livingstone, 1989；pp662-858.
2）永井一成，他：救急処置の基本的手技 4．動脈穿刺法．医療 1989；43：496-500.

👍 私が脳神経外科を選んだ理由

　卒業を間近に控えた医学科 6 年生の冬，脳神経外科（当時の第二外科）教授であった内海正三郎教授の部屋に入局のお願いに伺いました．「そうかっ！一緒にやろう！」と握手していただいたのを今でも覚えています．もともと神経系に興味があったのと学生時代に所属していた剣道部に脳神経外科の先輩が多かったことが入局の理由であったと思います．しかし，当時から奈良医大の脳神経外科教室は臨床レベルが高い（手術がうまい）ことで有名で，優秀な先輩が多く，こんな自分でやっていけるのかと不安でした．同期 4 人と過ごしたクラブの合宿のような研修医時代を懐かしく思います．多いときは月 26 日の当直をしました（笑）．卒後 35 年経った今，脳神経外科医になって本当によかったと思っています．
　脳神経外科は，脳・脊髄・末梢神経などの病気を外科的に治療する診療科です．学生の時に考えていた専門特化した狭いイメージと違い，幅広い分野をカバーしています．手術だけでなく，たとえば血管内治療，定位放射線，脳ドック，リハビリなど幅広い専門領域があります．時代や医学の進歩とともに治療対象は確実に増えています．また，（海外と違って）日本の脳神経外科は基本的診療領域に属していることもあり，診断・治療・術後管理・後療法・術後の経過観察のすべてを担当します．これは患者さんを手術前から手術後も長くフォローするという日本の特徴でありすばらしい点でもあると考えています．若い先生方は来るべき医師過剰時代に備えて手に技術をもつことが求められます．脳神経外科の医師はまだまだ少なく，若い先生方が活躍される場は十分にあります．みなさんの参加を待っています．「一緒にやりましょう！」．

（脳神経外科学講座教授　中瀬裕之）

第3章 検査編

4 胸腔穿刺
―胸腔内に穿刺針を入れて胸水を抜く―

山下慶悟・谷口繁樹

本手技の臨床目的
胸腔穿刺は，検査または治療のために，胸郭内に貯留した胸水や血液，空気を抜くことを目的としている．

手技実習到達目標
□胸腔穿刺に必要な器具を説明できる．
□胸腔穿刺に必要な胸郭内の解剖を説明できる．
□胸腔穿刺の適応を3つあげることができる．
□シミュレータで胸腔穿刺を行うことができる．
□胸腔穿刺の合併症を3つあげることができる．

予習をしよう（I） ―胸腔穿刺に必要な器具―

胸腔穿刺に必要な病態には大きく分けて2つあります．1つは空気がたまっている場合，1つは胸水など液状のものが貯留している場合です．前者は治療目的で「空気を抜くこと」すなわち脱気が必要な病態であり，後者は検査あるいは治療目的で「胸水を抜く」ことが必要な病態です．以下は，主として後者についての説明です．使用する器具は穿刺針と超音波装置です．

1．穿刺針

胸腔穿刺は，局所麻酔の目的も含めた試験穿刺と，本穿刺の2段階の構成です．試験穿刺には5 mLのシリンジ（注射筒）と23ゲージの直針を，本穿刺には透析用留置針（写真1）を使用します．透析用留置針は写真右のように，内筒と外筒の二重構造になっていて，胸腔穿刺後は内筒だけを抜去して，胸水を抜くためのカテーテル部分の外筒は胸膜腔内に留置します．内筒は太さ16ゲージの直針で，長さは全体で8 cm程度，穿刺のための針部分は3 cm程度です．

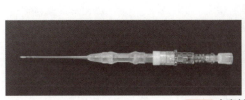
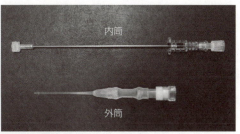

写真1 本穿刺用透析留置針

2．超音波装置

超音波検査は胸水の位置確認に必要な非侵襲的検査です．気体は描出されにくいですが，液体や固体は描出されやすいという特徴があります．エコーのプローブを患者さんの肋間の皮膚に対して垂直に当てると，胸水が描出されます（後出の写真3）．

予習をしよう（Ⅱ） ―必要な胸郭内解剖の知識―

　肺は，肋骨・胸骨・胸椎からなる胸郭内に収まり，下方は横隔膜で仕切られていて，全体は胸膜に覆われています（図1）．胸膜は臓側と壁側の2層構造で，その間の空間は陰圧になっていて胸膜腔とよびます．少量の胸膜液が循環しています．

　胸腔穿刺をする際，穿刺針を表皮から皮下組織，外・内・最内肋間筋を通過させて壁側胸膜に到達させます．肋骨の下には肋間動脈，肋間静脈，肋間神経が走っているため，胸腔穿刺は肋骨の上縁，すなわち肋間の下方を穿刺する必要があります（図2）．

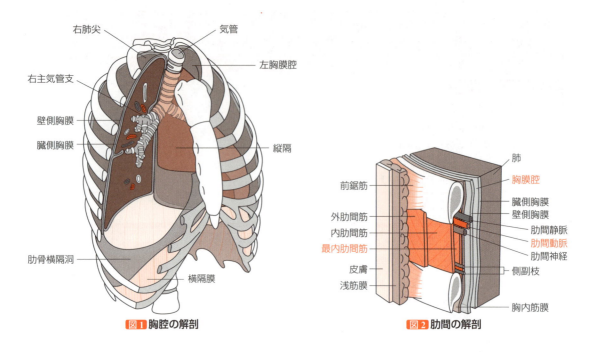

図1 胸腔の解剖　　図2 肋間の解剖

実際にやってみよう　―手順の習熟―

　胸腔穿刺シミュレータ（写真2）を，胸水が貯留した患者さんと想定して，胸腔穿刺する手順を示します．

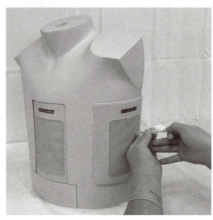

写真2 胸腔穿刺シミュレータ

1. 胸腔穿刺の手順

1）準備
- ☐☐ 穿刺に必要な器具を揃える．
- ☐☐ 胸腔穿刺を始めることを伝える．具体的には，まず超音波検査で穿刺部位を決めてから，麻酔のための試験穿刺，そして本穿刺へと進めることを説明する．

2）超音波検査
- ☐☐ 椅坐位になってもらう．
- ☐☐ 中腋窩線（腋窩から腰部方向への垂線）上の肋間を確認する（図3）．
- ☐☐ ゼリーをエコーのプローブと体表につける．
- ☐☐ それぞれの肋間で胸水を描出させる（写真3）．
- ☐☐ 黒く映った胸水の面積が一番多い肋間を見つけマジックインキなどでマーキングする．

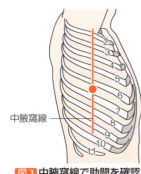

図3 中腋窩線で肋間を確認

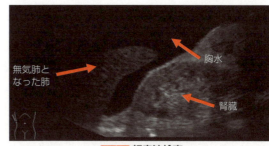

写真3 超音波検査
胸腔内には黒く映った胸水（矢印）と，その下に無気肺になった肺が描出されています．

3）穿刺準備
- ☐☐ ポビドンヨード，23ゲージ直針，5 mLシリンジ，透析留置針を用意する．
- ☐☐ ポビドンヨードを用いて，穿刺部を中心に3回消毒する．
- ☐☐ 手指衛生を行ってから，滅菌手袋を両手に着用する．

4）試験穿刺
- ☐☐ 患者に椅坐位の姿勢をとらせる．
- ☐☐ 穿刺部位の皮膚表面に局所麻酔を十分浸潤させる．
- ☐☐ 肋骨上縁に向けて皮膚に垂直に針を刺入し，陰圧をかけながら針を進める．
- ☐☐ 穿刺針が壁側胸膜を越えると胸膜腔内に到達し，胸水が貯留していれば，陰圧をかけているので液体が吸引できる（図4）．

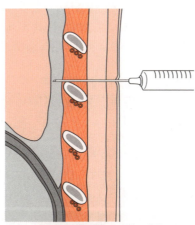

図4 試験穿刺のイメージ図

□□　液体が吸引できた位置が体表からどれくらいの距離かを，穿刺針の挿入部分の長さで確認する．

　　□□　少し引き抜き吸引できなくなった部位（壁側胸膜）に麻酔薬を注入する．

　　□□　皮下に局所麻酔をしながら針を引き抜く．

5）本穿刺

　　□□　局所麻酔が効くまで約2分待つ．

　　□□　局所麻酔をした部位で透析用穿刺針を刺入し，陰圧をかけながら針を進める．

　　□□　壁側胸膜を越えると液体が吸引できる．

　　□□　さらに5 mm進めて内筒を指で固定しながら外筒を進める．

　　□□　再度陰圧をかけて液体が吸引できるか確認する．

　　□□　内筒を引き抜く．

　　□□　胸膜腔内に空気が流入しないように外筒を指で閉鎖しながら外筒にシリンジを接続する．

　　□□　シリンジに採取した胸水を検査へ回す．

6）穿刺後

　　□□　外筒をゆっくり引き抜く．

　　□□　穿刺部位を再度ポビドンヨードで消毒する．

　　□□　穿刺針はシャープスコンテナー（鋭利物廃棄容器）に廃棄する．

　　□□　手袋を外し，手指衛生を行う．

2．Don't Do!

①超音波検査をせずに胸腔穿刺を行ってはいけません．

②不適切な体位で穿刺してはいけません．

③不潔な操作は行ってはいけません．

④過度に針先を動かしてはいけません．臓器に損傷を与える可能性があります．

3．自己評価をしてみよう

項目	😁	🙂	😟
1．十分な消毒をすることができた．	A	B	C
2．超音波検査で胸水が確認できた．	A	B	C
3．試験穿刺で胸水の確認，位置確認ができた．	A	B	C
4．本穿刺で胸水を採取できた．	A	B	C
5．胸水採取後，外筒を抜去，消毒ができた．	A	B	C

4．FAQ

Q1：胸水は解剖学的にどの部位に貯留しているのでしょうか？

　A1：胸水は必ず壁側胸膜と臓側胸膜の間にある胸膜腔に貯留します．心不全状態になると肺間質だけではなく胸膜腔にも組織液が貯留することがあります．肺間質に組織液が貯留することを肺水腫といいます．

Q2：胸腔が陰圧であることの注意事項は何でしょうか？

　A2：胸膜腔は陰圧であるため，試験穿刺，本穿刺では十分注意しないと，臓側胸膜と壁側胸膜との間に空気が流入し，気胸になる可能性があります．

Q3：穿刺しやすい体位は，どうやって決めるのですか？

　A3：胸水が貯留した場合，液体は下にたまるので椅坐位で中腋窩線上に穿刺します．背もたれなどがあると姿勢が安定してよいでしょう．穿刺側の上肢は机の上に置いてもらうなどして楽な肢位に保持します．ちなみに胸膜腔内に空気が貯留した場合（気胸），空気は上にたまるので臥位で鎖骨中線上に穿刺します．

Q4：胸腔穿刺で痛みを感じる部位はどこですか？

A4：皮膚，特に真皮と壁側胸膜が痛みを感じやすい部位です．したがって，これらの部位の十分な麻酔が痛みの小さい胸腔穿刺のコツといえます．

Q5：胸水の位置はいきなり超音波で探すのでしょうか？

A5：胸水の有無は，胸部エックス線写真や胸部 CT 検査などでも確認できます．少量からでも発見できますが，300 cc くらい貯留すると胸腔穿刺しやすい量となります．

さて復習　―臨床にふれる―

　胸腔穿刺はさまざまな疾患の診断や治療にとって大切な手技の 1 つです．胸腔穿刺が必要な疾病と胸腔穿刺の合併症を十分理解する必要があります．

1．胸腔穿刺の適応疾患

1）胸水：すでに説明してきたように，胸膜腔内に液体が貯留した状態．原因はさまざまで，肺実質の病変（肺がんや肺炎，肺結核など），胸膜の病変（胸膜炎や中皮腫など），循環器系疾患（心不全など），その他（低タンパク血症など）をあげることができます．基礎疾患によって血性成分が主体となることもあります．検査目的にも治療目的にも胸腔穿刺を行います．

2）膿胸：感染が原因で胸膜腔内に膿がたまった状態．原因疾患として多いのは肺炎，術後合併症，外傷，気胸，結核などです．診断目的で穿刺します．

3）乳糜胸：先天性疾患や外傷などが原因で，胸管から漏出した乳糜（にゅうび：腸管からの脂肪球を含むリンパ球が混ざった乳白色の体液）が胸膜腔内に貯留した状態です．診断目的で穿刺します．

4）血気胸：胸部外傷などで胸膜腔内に出血した血液と空気がたまった状態です．治療目的で胸腔穿刺を行うことになります．

5）気胸：肺嚢胞などが破れて胸膜腔内に空気がもれ肺が虚脱した状態．治療目的で胸腔穿刺に続けて胸腔ドレナージを行います．

2．胸腔穿刺の合併症

1）気胸：胸腔穿刺によって臓側胸膜を傷つけると，傷つけた臓側胸膜を通って空気が入り，気胸を起こします．

2）肺穿刺による喀血：胸腔穿刺で肺実質を深く突き刺すと咳とともに血液を喀出することがあります．

3）再膨張性肺水腫：多量の胸水を急速に採取をすると，虚脱していた肺の再膨張が一気に起こり，その結果，肺内血流の増加と血管透過性亢進が生じて肺間質内に水分が貯留する状態です．

4）肋間動静脈の損傷：肋間動静脈を損傷すると胸膜腔内に血液が貯留し血胸となります．

5）脾または肝の穿刺：胸膜腔ではなく誤って腹腔を穿刺すると起こります．

参考文献

1）太田祥一，他：手技：胸腔穿刺およびドレナージ．日本内科学会雑誌 2013；102：1243-1247．

2）野中　誠：胸腔ドレーン挿入手技の実際とその理論．日本胸部外科学会雑誌 2004；63：759-775．

3）清水敬樹：胸腔ドレーン，ICU 実践ハンドブック～病態ごとの治療・管理の進め方～．羊土社，2009；pp81-83．
　＊胸腔穿刺の挿入に関する総説．特に手技が簡潔に記述されています．

4）Paul L. Marino：肺胞破裂，ICU ブック 第 4 版．メディカル・サイエンス・インターナショナル，2015；pp430-433．
　＊胸腔穿刺の解剖や原理が簡潔に記されています．

第3章 検査編

5 腰椎穿刺
―くも膜下腔まで針を入れる―

石田由佳子・田中康仁

本手技の臨床目的
くも膜下出血や髄膜炎，多発性硬化症，ギラン・バレー症候群などの神経疾患の診断のための髄液採取や髄液圧測定を目的として，また脊椎麻酔や抗がん剤・造影剤などの髄腔内投与を目的として行います．

手技実習到達目標
- □腰椎の構造を説明できる．
- □髄液の性状を説明できる．
- □触診により穿刺部位を決定できる．
- □スパイナル針を安定して保持できる．
- □髄液の流出を確認できる．

予習をしよう（Ⅰ） ―スパイナル針の基礎知識―

1. スパイナル針の構造

腰椎穿刺（lumbar puncture）には，スパイナル針（脊椎麻酔針）とよばれる器具を使います．中空構造の外筒と，その中に入る長さ70 mm程度の穿刺用針である内芯（スタイレット）とから構成されています（写真1）．針の太さには20 G（ゲージ），22 G，25 Gなどの種類があり，数字が小さいほど針の径が太くなります．穿刺時には22〜25 Gのなるべく細い針を使います．

2. スパイナル針の保持

スパイナル針は，非利き手で刺入部を触知しながら，利き手の3本の指で針が安定するようつまみを保持し（図1a），刺入します．非利き手は患者さんの背中に当てるなどして，痛みなどによる急な体動に備えます．両手の母指と示指でつまみを保持し，中指を背中に当てて刺入する方法もあります（図1b）．いずれも，針ではなくつまみの部分を持つようにして，針が不潔にならないように注意しなければなりません．

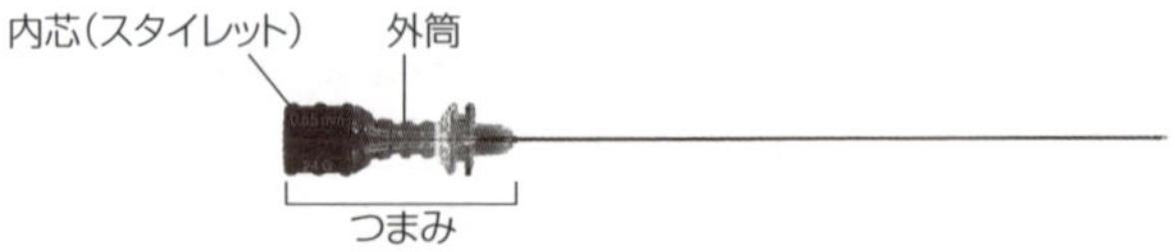

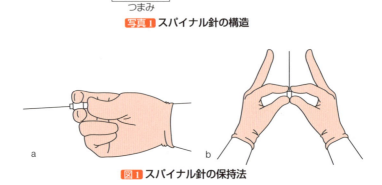

写真1 スパイナル針の構造

図1 スパイナル針の保持法

予習をしよう（Ⅱ） —腰椎穿刺に必要な解剖—

1. くも膜下腔

　第4腰椎レベルの解剖を示します（図2）．背側から順に，皮膚，皮下組織，棘上靭帯，棘間靭帯，黄色靭帯，硬膜外腔，硬膜，硬膜下腔，くも膜を経て，くも膜下腔に至ります．くも膜下腔内に脊髄（spinal cord）があります．脊髄は通常，第1～2腰椎レベルから馬尾（cauda equina）になります．脊髄損傷を防ぐために第2腰椎レベル以下の棘突起間で穿刺します．

2. 髄液

　穿刺部位を決定するためにJacoby線を目安にします．Jacoby線は両側の腸骨稜の上端を結んだ線（後述の図3）で，通常この線が第4腰椎の棘突起上を通ります．第3-4腰椎棘突起間，もしくは第4-5腰椎棘突起間で穿刺します．

　髄液（cerebrospinal fluid）は，脳室内や脊髄のくも膜下腔に存在する無色透明な液体です．髄液の大部分は脳室内にある脈絡叢で1日に約500 mL産生・分泌されます．脈絡叢で産生された髄液は，側脳室から第三脳室，第四脳室を経てくも膜下腔に入ります．髄液は脳や脊髄の組織を覆い，中枢神経系の保護や機能維持，老廃物の排泄などの重要な役割を担います．正常髄液は水様透明であり，穿刺時の初圧は70～180 mmH$_2$Oです．髄液中の細胞数は5/mm^{3}以下であり，タンパクは15～45 mg/dL，糖は50～80 mg/dLの範囲にあります．

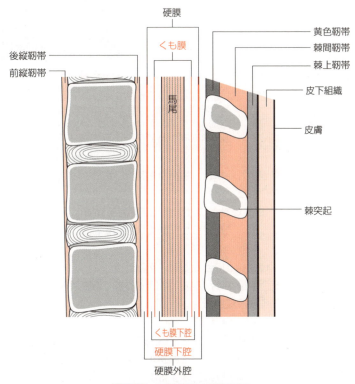

図2 第4腰椎周辺の縦断面図

実際にやってみよう —手順の習熟—

　腰椎・硬膜外シミュレータ（ルンバールくんⅡ）を用いて腰椎穿刺を行います．実際の腰椎穿刺は，患者さんに腰椎穿刺のための体位をとってもらう（下記1-1)）ことから始めますが，シミュレータ実習では1-2)から始めることになります．

1. 腰椎穿刺の手順

1) 体位を整える（図3）
    - □□ 側臥位（lateral position）になり，脊柱が床と水平になるよう高めの枕に頭を乗せてもらう．
    - □□ 腹部を見るように頭を曲げ，膝を抱えこむように背中を丸めさせる．
    - □□ 両肩と骨盤がベッドに垂直になるようにする．

2) 触診し穿刺部位を決定する
    - □□ Jacoby線を目安にして穿刺部位の見当をつける．
    - □□ その前後の脊椎棘突起上をなぞって棘突起間（くぼむ部位）を見つける．
    - □□ 第3-4腰椎（または第4-5腰椎）の棘突起間を穿刺部位に決定する．
    - □□ 穿刺部位がわかりにくい場合は周囲をマーキングしてもよい．

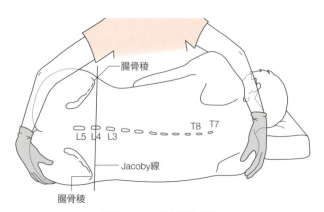

図3 Jacoby線と患者の体位

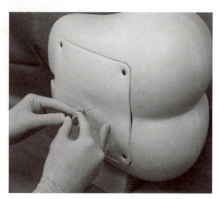

写真2 シミュレータを用いた腰椎穿刺
※実際には穴開きシーツをかぶせます．

3) 消毒・器具の準備をする
    - □□ 穿刺部位を中心にして，同心円状に外側に向かって広く2回消毒する．2回目の消毒は1回目の消毒範囲より狭くする．
    - □□ 術者はサージカルマスクを装着してから，手指衛生を行い滅菌手袋を着用する．清潔な穴開きシーツ（写真2にはない）をかぶせる．
    - □□ 局所麻酔用に注射器10 mLに26 G針をつけ，局所麻酔薬を10 mLほど準備する．
    - □□ スパイナル針に異常がないか，内芯が滑らかに動くか確認する．

4) 局所麻酔をする
    - □□ 局所麻酔用注射器を穿刺部位に垂直に当てて刺入する．
    - □□ 穿刺部位の皮下を十分に局所麻酔する．皮膚が膨隆するまで麻酔薬を注入する．
    - □□ 穿刺部位に麻酔が効いているか確認する．

5) 穿刺する
    - □□ 穿刺部位を確認し，スパイナル針を穿刺部位に垂直に当ててまっすぐ進める（写真2）．
    - □□ 靭帯の抵抗がなくなり，針先が膜をプツンと通過する感覚があるまで，スパイナル針をゆっくりと進める．通常成人の場合，くも膜下腔に到達するまで5 cm程度である．
    - □□ 膜を穿通したところで進入を止め，内芯を抜き，髄液流出を確認する．
    - □□ 髄液の流出がみられないときは内芯を戻し，少し（1〜2 mm程度）進めては内芯を抜いて流出を確認する操作を繰り返す．
    - □□ 髄液検査の場合は，髄液圧の測定や髄液の回収を行う．腰椎麻酔や脊髄造影の場合は麻酔薬や造影剤を注入する．
    - □□ 足に痺れや痛みを訴えるようなときは，速やかに針の進入を中止し，刺し直す．針先が神経を刺激している可能性がある．

6）穿刺部の処置をする

□□　内芯を元に戻してからスパイナル針を抜去する.

□□　穿刺部位を消毒してガーゼ保護する.

□□　局所麻酔に使用した針や抜去したスパイナル針は速やかにシャープスコンテナー（鋭利物廃棄容器）に捨てる.

□□　手袋を外し，手指衛生を行う.

2. Don't Do!

①声かけをしないで患者さんの体に触れてはいけません.

②声かけをしないで針を刺入してはいけません.

③スパイナル針の針の部分を持ってはいけません. 不潔になります.

④馬尾より上位の脊髄レベルで穿刺してはいけません. 脊髄損傷を起こす可能性があります.

⑤穿刺後に内芯を元に戻さずにスパイナル針を抜去してはいけません.

3. 自己評価をしてみよう

項目	😄	🙂	🙁
1. 腰椎穿刺のための適切な体位を説明できた.	A	B	C
2. Jacoby 線を目安にして穿刺部位を決定できた.	A	B	C
3. 穿刺部位の消毒方法を説明できた.	A	B	C
4. 局所麻酔が必要な部位にできた.	A	B	C
5. 膜を通過する感覚が実感できた.	A	B	C
6. 髄液の流出が確認できた.	A	B	C
7. スパイナル針を適切に抜去できた.	A	B	C

4. FAQ

Q1：高めの枕に頭を乗せるのはどうしてですか？

A1：脊柱が床と水平になるようにして体が傾くのを防ぐためです. 体が傾くとスパイナル針を穿刺する時に刺入方向がわかりにくくなり，垂直に進めることが難しくなるからです.

Q2：第 3-4 腰椎（または第 4-5 腰椎）のいずれに穿刺するかはどう決めるのですか？

A2：どちらでもかまいませんが，棘突起間がより開大している方を選択します.

Q3：スパイナル針がまっすぐ進まないときは，どうすればよいでしょうか？

A3：針が骨組織に当たって進まないと考えられるので，刺入方向を頭側に 15 度ほど傾けて刺し直します.

Q4：髄液流出が不良な場合はどうすればよいでしょうか？

A4：針先を回転させると流れ出すことがあります. それでも不良な場合は内芯を戻し，1〜2 mm 程度針を進めて，再度流出を確認してみます.

Q5：内芯を元に戻してからスパイナル針を抜去するのはどうしてでしょうか？

A5：内芯を元に戻さないでスパイナル針を抜去すると，くも膜を引っ張って損傷してしまう可能性があるからです.

さて復習　—臨床にふれる—

腰椎穿刺の結果得られる髄液の異常所見や，腰椎穿刺の禁忌や合併症とその対処方法について説明します.

1. 髄液の異常所見

1）髄液が血性のときは，くも膜下出血（subarachnoid hemorrhage）などの頭蓋内出血を疑います.

2）髄液検査で，白血球が多いときは細菌性髄膜炎，リンパ球が多いときはウイルス性髄膜炎や結核・真菌性

髄膜炎を疑います.

3）細菌性髄膜炎では穿刺時の初圧が 200〜600 mmH$_2$O に上昇します．細胞数は 500/mm^{3}以上になり，タンパクは 50〜1,000 mg/dL に上昇，糖は 20 mg/dL 以下に低下します.

4）ウイルス性髄膜炎では穿刺時の初圧は正常か軽度上昇，細胞数は 30〜500/mm^3，タンパクは 50〜200 mg/dL と上昇，糖は 50〜80 mg/dL にとどまります.

5）結核・真菌性髄膜炎では穿刺時の初圧が 200〜600 mmH$_2$O に，細胞数は 30〜500/mm^3，タンパクは 50〜500 mg/dL に上昇，糖は 40 mg/dL 以下に低下します.

6）多発性硬化症では髄液中のタンパクや免疫グロブリン IgG が上昇し，ギラン・バレー症候群ではタンパクが上昇します.

2. 腰椎穿刺の禁忌

1）頭蓋内圧亢進状態：脳ヘルニアを引き起こす危険性があります.

2）穿刺部位の感染巣：逆行性に髄膜炎や脳炎を引き起こす可能性があります.

3）出血傾向・凝固異常：穿刺部位に血腫を形成し脊髄を圧迫する危険性があります.

3. 腰椎穿刺の合併症と対処方法

1）頭痛：できる限り細い針で穿刺します．また髄液漏出による低髄圧性頭痛は坐位で増強するため，穿刺後 2 時間ほど臥位安静を保ちます.

2）脳ヘルニア：穿刺前に頭部 CT をとって確認し，頭蓋内圧亢進が疑われる場合は穿刺してはいけません.

3）感染症（髄膜炎，硬膜外膿瘍など）：清潔操作を心がけます.

4）出血（硬膜外出血，くも膜下出血）：出血傾向・凝固異常がある場合は穿刺しないようにします.

5）神経損傷：穿刺部位や方向をよく確かめ，必要以上に針を進めないようにします.

参考文献

1）佐々木庸郎：腰椎穿刺法，髄液採取法．診断と治療 2011；99：679-682.

2）篠原未帆：腰椎穿刺．臨床研修プラクティス 2008；5：57-61.

3）龍順之助（編）：局所麻酔法・ブロック療法 ABC．メジカルビュー社，2001；pp94-102.

4）岩佐和夫（監）：診察と手技がみえる vol. 2．メディックメディア，2010；pp128-133.

第3章 検査編

6 上腹部超音波検査
―肝・胆・膵・脾・腎を描出する―

関建一郎・吉治仁志

本手技の臨床目的

超音波検査（エコー検査）は，腹部臓器や心臓，甲状腺などの疾患のスクリーニングや診断を目的として実施します．

手技実習到達目標

□ 超音波検査の原理，長所，短所を説明できる．
□ 超音波装置の使い方を説明できる．
□ 上腹部の臓器の位置関係を説明できる．
□ 超音波装置で，肝・門脈・胆管を描出できる．
□ 超音波装置で，腎・脾・膵を描出できる．

予習をしよう（Ⅰ）―超音波検査装置の概要―

1. 超音波検査の原理

　超音波装置は，超音波を生体内に照射し，音響インピーダンスが異なる組織間の境界面から戻ってくる反射波を分析する装置です．組織間で音響インピーダンスの差が大きいと反射が強くなり，輝度が高く（画面で白く）なります．一方，組織間の音響インピーダンスの差が小さいと反射が弱くなり，輝度が低く（画面で黒く）なります．こうした違いを生体の内部構造の画像化に利用しています．

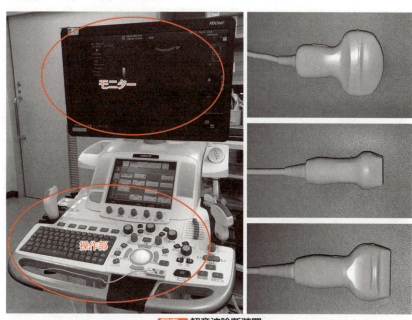

写真1 超音波診断装置
右はプローブの種類（上からコンベックス型，セクタ型，リニア型とよぶ）．

2. 超音波診断装置

　超音波診断装置は，モニター，操作部，プローブ（probe；探触子）からなります（写真1）．プローブには種類があり，検査対象とする臓器で使い分けます．腹部の診断には，一般にコンベックス（convex）型を用います．このタイプは接地面が大きく，扇状に広い視野の観察が可能だからです．セクタ（sector）型は心臓超音波検査に，リニア（linear）型は体表血管や甲状腺などの体表に近い臓器の超音波検査に，それぞれ用います．

　超音波検査では，患者さんの体もしくはプローブに超音波検査用ゼリーを塗ります．一般的にゼリーとよんでいますが，塗る理由は，1つはプローブの滑りをよくして操作しやすくするためと，もう1つは，ゼリーは超音波の伝わり方が人体と同じになるよう（生体に近い固有音響インピーダンスを有する）水溶性の成分から作られていて，プローブと体の間をゼリーで満たすことで超音波を伝わりやすくするためです．

予習をしよう（Ⅱ）　―上腹部の解剖―

　上腹部の超音波検査では，肝臓，膵臓，胆嚢・胆管，脾臓，胃，十二指腸，腎臓，そして腹部大動脈，下大静脈，門脈が対象になります（図1）．これらの三次元的な位置関係をよく理解しておくことが大切です．

　肝臓の上方は，横隔膜に接しており，肋骨に隠れるように存在しています．超音波検査では肋弓下（肋骨の下縁）および肋間からの観察が基本になります．胆管と門脈は並走して肝臓へ入っていきます．

　腎臓は後腹膜腔に左右一対あり，右の腎臓は肝臓に，左の腎臓は脾臓に接しています．膵臓は胃の背側にあって，超音波が届きにくい位置にあります．

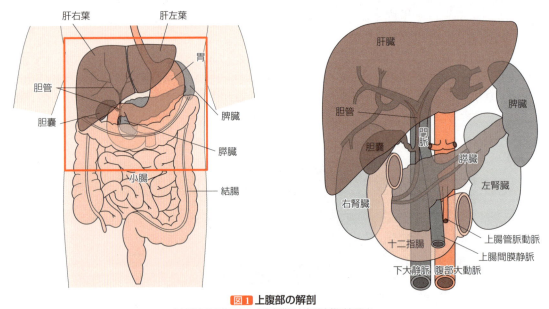

図1　上腹部の解剖
右は胃を取り除いたときの各臓器と主要血管系を示す．

実際にやってみよう　―手順の習熟―

　上腹部の臓器を描出する標準的な手順を示します．上腹部用超音波シミュレータ（腹部超音波ファントム）を用いてやってみましょう．

1．超音波検査の手順
1）準備

　超音波診断装置（写真1）には，操作部に細かな調整が可能な設定ボタンがありますが，基本となるゲイ

ン，フォーカス，デプスのみを調整して臓器を最適な形で描出することにします．
(1) ゲイン：画面の明るさを調節します．
(2) フォーカス：プローブから出る超音波ビームの焦点を電子的にコントロールし，診断対象の深さに合わせます．
(3) デプス：倍率を変えることでモニターに表示できる深さを変化させます．

エコー検査では縦走査と横走査の2方向を基本に行いますが，縦走査ではモニター画面中の左手が患者の頭側，右手が足側になるようにプローブを当てます（写真2）．横走査ではモニター画面中の左手が患者の右側，右手が患者の左側になるようにプローブを当てます（写真3）．

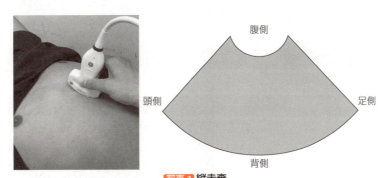

写真2 縦走査
患者の右側から見ているイメージが得られます．

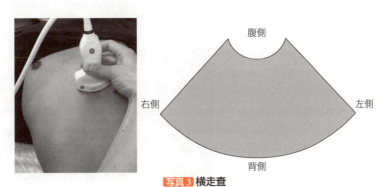

写真3 横走査
患者の足下から見ているイメージが得られます．

2）上腹部の超音波検査の操作
　□□　手指衛生を行う．
　□□　患者を仰臥位にさせ，上腹部を露出させる．
　□□　患者またはプローブにゼリーを塗る．
　□□　心窩部に縦にプローブを当てると，肝臓の左葉が描出される（写真4）．

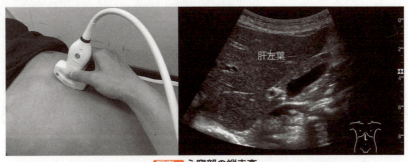

写真4 心窩部の縦走査

□□ 右季肋部（肋骨の下縁）でプローブを横にすると，肝臓の右葉や胆嚢が描出される．肝内にはおもに肝静脈と門脈が描出される（写真5）．

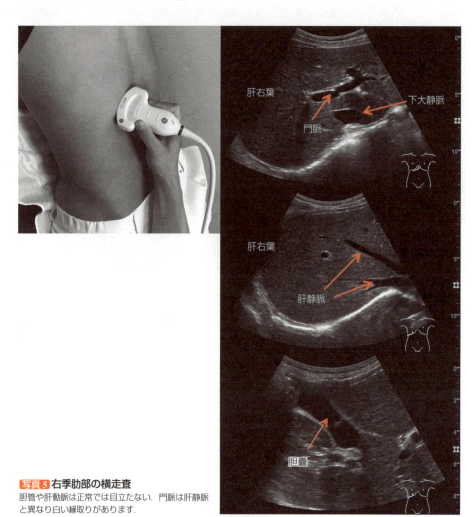

写真5 右季肋部の横走査
胆管や肝動脈は正常では目立たない．門脈は肝静脈と異なり白い縁取りがあります．

□□ そのままプローブを縦にして，反時計方向に少し傾けると，門脈，胆管が描出される．胆管と門脈は並走していて，画面の上が胆管，下が門脈となる（写真6）．

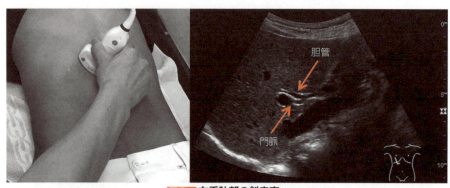

写真6 右季肋部の斜走査

□□ 右側腹部からプローブを縦にして当てると，右の腎臓と肝臓が描出される．腎臓は後腹膜臓器であることから，背側にプローブを当てることになる（写真7）．

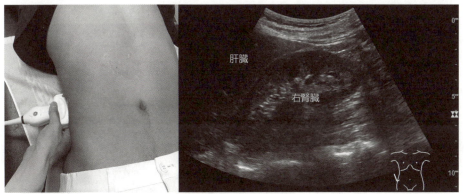

写真7 右側腹部の縦走査

□□ 左の側腹部からプローブを縦に当てると（写真8），左の腎臓が描出される．脾臓は腎臓よりも頭側にあり，肋骨に囲まれており全体を一画面で描出するのは困難である．

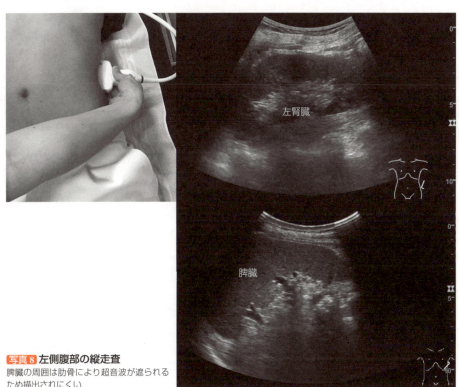

写真8 左側腹部の縦走査
脾臓の周囲は肋骨により超音波が遮られるため描出されにくい．

- □□ もう一度心窩部に戻り，今度はプローブを横に当てると膵臓が描出される．黒く見える脾静脈の腹側にある（写真9）．
- □□ 検査終了後は手指衛生を行う．

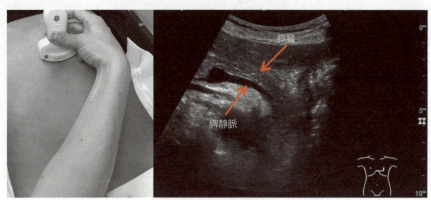

写真9 心窩部の横走査

2. Don't Do!

①患者のプライバシーに配慮せずに検査を進めてはいけません．
②声かけをせずに検査を進めてはいけません．
③必要以上にプローブを強く患者に押し当ててはいけません．
④プローブに強い衝撃を与えてはいけません．故障の原因となります．プローブは非常に高価です．

3. 自己評価をしてみよう

項目	😀	😐	😢
1. 超音波装置の設定ボタンを調整できた．	A	B	C
2. 上腹部の臓器の位置関係が説明できた．	A	B	C
3. 肝・門脈・胆管を描出できた．	A	B	C
4. 腎・脾・膵を描出できた．	A	B	C

4. FAQ

Q1：超音波検査の利点は何でしょうか？
　A1：放射線を使わない検査のため被曝の危険性がありません．検査による身体的な負担や危険性もほとんどなく，またリアルタイムで臓器を描出することができ，臓器の動きなども観察できます．
Q2：超音波検査が適さない例はあるのでしょうか？
　A2：検査に適さない人や臓器があります．たとえば，皮下脂肪の量が多い人では腹部臓器まで超音波が届きにくく，臓器の描出が困難です．一方，胃や十二指腸のように空気や内容物が存在する臓器では，壁構造はよく見えません．また検査をする人の超音波の当て方によっても見え方がまったく変わることがあり，客観性が乏しく評価が困難な場合があります．
Q3：超音波検査でうまく臓器を描出させるコツがあるでしょうか？
　A3：患者さんに大きく息を吸ってもらうと，横隔膜が足側に下がるため腹部臓器も一緒に下がり，描出しやすくなります．また左側臥位や坐位など体位変換をすると臓器が移動し，描出しやすくなることもあります．

さて復習 —超音波検査でわかる疾患—

超音波検査でわかる上腹部の疾患や，その他の臓器の疾患，さらには超音波を利用した特殊な手技を紹介します．

1. 上腹部臓器疾患

肝臓がん（写真 10）では，低エコー，高エコー，モザイク腫瘤とさまざまなパターンの異常所見が認められます．胆嚢結石（写真 11）は，可動性のある高エコーで音響陰影を伴うのが特徴です．そのほか，肝硬変（肝臓の表面の凹凸不整など），脂肪肝（肝臓の高エコー化など），胆嚢ポリープ（しばしば多発），胆嚢炎（胆嚢壁の肥厚など），水腎症（腎盂の拡張），膵臓がん（低エコー腫瘤，尾側膵管の拡張など），腹部大動脈瘤（腹部大動脈の嚢状拡張）の診断に役立ちます．

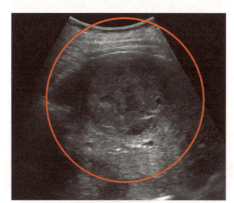
写真 10 肝臓がん

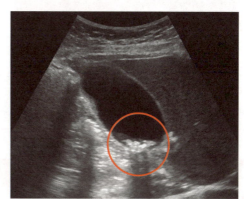
写真 11 胆嚢結石

2. 上腹部臓器以外の疾患

頸動脈の動脈硬化，甲状腺腫，甲状腺腫瘍，心不全，急性心筋梗塞，感染性心内膜炎，胸水，深部静脈血栓，膀胱腫瘍，前立性肥大，子宮筋腫，卵巣腫瘍などの診断にもよく使用されます．

3. 超音波ガイド下穿刺

目的とする組織や病変を超音波で描出しながら針を穿刺することなどにより，組織の採取や病変の治療を行うことができます．

参考文献

1) 落合香織, 他：プライマリ・ケア医のための腹部超音波検査のポイント．月刊地域医学 2013；27：379-384.
2) 超音波検査法フォーラム（企画・制作）：超音波検査法セミナー．http://www.us-kensahou-seminar.net/
3) 光井 洋：すぐわかる腹部エコー超入門．西村書店，2015.
   ＊説明がわかりやすく，また白衣に入るサイズなのでベッドサイドでの実習でも重宝します．
4) 東 義孝：パワーアップ いまさら聞けない腹部エコーの基礎 改訂第 2 版．学研メディカル秀潤社，2011.
   ＊図と写真が豊富で，腹部臓器全体にわたり丁寧に説明されています．

第4章 診察編

1 心臓診察
― 視診と触診と聴診による心臓診察 ―

川田啓之・斎藤能彦

> **本手技の臨床目的**
> 心尖拍動と胸壁拍動の視診と触診や心音と心雑音の聴診により，心臓病の有無と病態を推測して，診断と治療の目安とする．

> **手技実習到達目標**
> ☐ 心臓診察に適した体位を説明できる．
> ☐ 心尖拍動と胸壁拍動の視診と触診ができる．
> ☐ 聴診器の膜面とベル面を使い分けて聴診ができる．
> ☐ 心臓の解剖を理解し，適切な部位で心音と心雑音の聴診ができる．
> ☐ 心雑音の強度（Levine 分類）と最強点（聴診部位）を説明できる．

予習をしよう（Ⅰ） ―聴診器の構造―

1. 聴診器の構造

聴診器は，患者さんの体に当てるチェストピースと，診察者の耳に入れるイヤーチップ，そして両者を連結するチューブ類から構成されています（図1）．チェストピースにはダブルタイプとシングルタイプがありますが（図2），膜面はダイアフラム（diaphragm）ともいい，膜によって低音域が減音されるため，呼吸音などの高い音を聴き取るのに適しています．一方，ベル面は心音などの低い音を聴き取るのに適しています．膜面とベル面は，シャフト（チェストピースとチューブの接続部）で切り替えることができます．切り替えて音を聴き分けます．

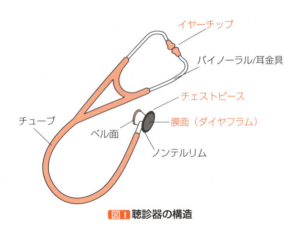

図1 聴診器の構造

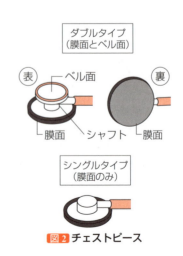

図2 チェストピース

2. 聴診器の装着方法

イヤーチップの向きが八の字になるような形（**写真1**）で耳に装着します．それが診察者の外耳道に沿った自然な角度になります．

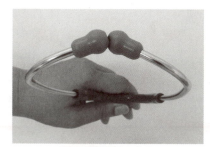

写真1 聴診器の向き

3. 聴診器の持ち方

2種類の持ち方があります．かぶせ法（**写真2**）とはさみ法（**写真3**）です．

かぶせ法は，膜面の密着度を高くして，呼吸音などを聴き取りやすくします．

はさみ法は，聴診器を当てる圧を調節しやすいサスペンデッドダイアフラム機能付き聴診器に適していて，軽く当てると低い音，強く当てると高い音が聴き取りやすくなります．

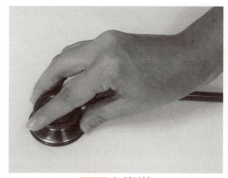

写真2 かぶせ法

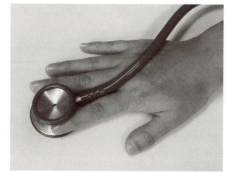

写真3 はさみ法

予習をしよう（Ⅱ）―必要な心臓の解剖と生理学―

1. 心臓の弁の解剖

図3は，4つの弁の位置関係がわかるように，仰臥位にある人の心臓を，左房と右房とを省いて頭側から描いた図です．拡張期（左図）と収縮期（右図）で，弁の開閉状態が逆になっていることがわかります．

1) **大動脈弁**（aortic valve）
   左心室と大動脈を隔てる弁で，収縮期に開放し，拡張期に閉鎖します．
2) **肺動脈弁**（pulmonary valve）
   右心室と肺動脈を隔てる弁で，大動脈弁にやや遅れて，収縮期に開放し，拡張期に閉鎖します．
3) **僧帽弁**（mitral valve）
   左心房と左心室を隔てる弁で，拡張期に開放し，収縮期に閉鎖します．
4) **三尖弁**（tricuspid valve）
   右心房と右心室を隔てる弁で，僧帽弁と同期して，拡張期に開放し，収縮期に閉鎖します．

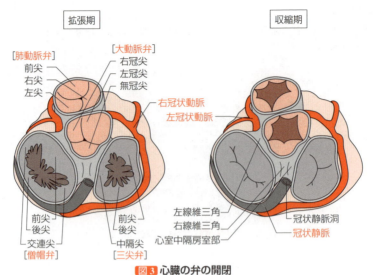

図3 心臓の弁の開閉
僧帽弁と三尖弁はそれぞれ腱索とよぶひも状組織で心室にある乳頭筋につながっています．

2．心電図と心音図の関係

心筋を興奮させる電気刺激は，洞結節（sinoatrial node）で自律的に発生して，左右の心房全体を興奮させたあとに房室結節（atrioventricular node）に伝わり，そこからはヒス束（bundle of His）を介して，右室に向かう右脚と左室に向かう左脚に枝分かれします．さらに脚からの興奮は心室全体に広がるプルキンエ線維（purkinje's fiber）に伝わります．

心電図は心筋を興奮させる活動電位の経時的変化を記録し，心音図は心拍（心室の収縮と拡張）に伴う4つの弁の閉鎖音や過剰心音（後述），さらには弁膜症などによる心雑音を記録します．こうした心電図と心音図を同時記録した心機図（図4）をみると，心臓の動きがよくわかります．

心電図上のP波は心房の興奮を，QRS波は心室の興奮を，そしてS-T波は心室興奮の終了を反映しています．一方，心音図上のⅠ音は房室弁の閉鎖音（通常は僧帽弁の音で，三尖弁の音は小さい）を，Ⅱ音は動脈弁閉鎖音（大動脈弁a・肺動脈弁p）を示しています．図の○の箇所でⅢ音，×の箇所でⅣ音の過剰心音が聴取されることもあります．

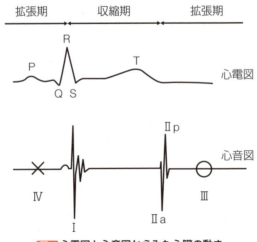

図4 心電図と心音図からみた心臓の動き

3. 心臓診察の基礎知識

1) 心尖拍動と胸壁拍動

　心尖拍動と胸壁拍動の確認は，心臓診察の中で重要な項目であり，聴診の前に行います．

　心尖拍動は，心臓が収縮するときに心尖部が胸壁に衝突することにより発生します．視診および指先と手掌による触診は，左鎖骨中線上第5肋間で左乳頭付近を中心に行います．心尖拍動は健常者でも視診で確認できることがあります．触診（図5）では，左側臥位45度（ベッド面と背部がなす角度）になってもらうとほぼ全員に確認できます．

　一方，胸壁拍動は右室の病的拡大で生じます．健常者では観察できません．視診および手掌（近位部）による触診（図6）は胸骨下部と左傍胸骨部で行います．

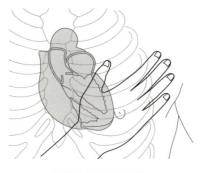
図5 心尖拍動の触診

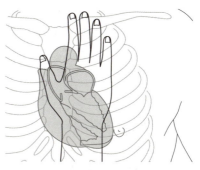
図6 胸壁拍動の触診

2) 心音の聴取部位

　聴診器で心音を聴くことができます．基本的には患者さんに仰臥位または左側臥位になってもらって，聴診をします．通常，5つの部位（図7）を順番に聴診します．正常では，Ⅰ音（低調で大きい音），Ⅱ音（高調で短い音）が規則正しく聴こえ，雑音などの異常音は聴こえません．

①第2肋間胸骨右縁：大動脈弁が発する音を聴取しやすい領域です．
②第2肋間胸骨左縁：肺動脈弁が発する音を聴取しやすい領域です．
③第3肋間胸骨左縁：大動脈弁閉鎖不全症など多くの弁膜症が発する雑音を聴取しやすい領域です．Erbの領域とよばれています．
④第4-5肋間胸骨左縁：三尖弁が発する音を聴取しやすい領域です．
⑤第5肋間左鎖骨中線上心尖部：僧帽弁が発する音を聴取しやすい領域です．

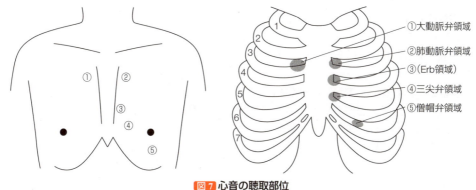
図7 心音の聴取部位
①→②→③→④→⑤の順で聴診します．

実際にやってみよう ―手順の習熟―

　最初に，心臓病診察シミュレータ（イチロー）を用いて，心尖拍動と胸壁拍動の視診と触診をし，次いでシミュレータの心音と心雑音を聴診器で聴いてみます．

　その後，2人1組になって学生同士で，同じように，心尖拍動と胸壁拍動の視診と触診をし，心音と心雑音を聴いてみます．

1. 心尖拍動と胸壁拍動の診察手順

1）準備

　　□□　仰臥位になってもらう．

　　□□　患者の右側に立つ．

　　□□　診察前に診察者の手を温める．

　　□□　診察の内容をわかりやすく説明する．

　　□□　声をかけてから診察を開始する（診察中も適宜声かけをする）．

　　□□　手指衛生を行う．

2）心尖拍動

　　□□　視診により左鎖骨中線上第5肋間で心尖拍動の有無を確認する．

　　□□　同じ部位で心尖拍動の有無を指先で確認する．

　　□□　左側臥位45度になってもらい，視診で確認する．

　　□□　左側臥位45度の状態のまま，手掌で確認する．

　　□□　手掌で心尖拍動の広がりを確認する．

3）胸壁拍動

　　□□　視診で胸骨下部および左傍胸骨部に胸壁拍動の有無を確認する．

　　□□　手掌近位部を胸骨下部に当て胸壁拍動の有無を確認する．

　　□□　手掌全体を左傍胸骨部に当て胸壁拍動の有無を確認する．

4）診察終了

　　□□　診察の終了を患者に伝える．

　　□□　心尖拍動と胸壁拍動についての診察所見を説明する．

2. 心音と心雑音の聴診手順

1）準備

　　□□　仰臥位になってもらう．

　　□□　患者の右側に立つ．

　　□□　聴診前に診察者の手および聴診器の膜面（図2）を温める．

　　□□　診察内容を説明する．

　　□□　聴診器を装着する．

　　□□　声をかけてから聴診を開始する（診察中も適宜声かけをする）．

2）聴診

　　□□　膜面で5領域（図7）を順番に聴診する．

　　□□　5つの領域でⅠ音とⅡ音を聴き分ける（収縮期と拡張期を区別する）．

　　□□　心尖部ではベル面でも聴取する（Ⅲ音，Ⅳ音の確認）．

　　□□　心尖部では左側臥位45度でも聴診し，Ⅲ音，Ⅳ音の有無を確認する．

3）診察終了

　　□□　診察の終了を患者に伝える．

　　□□　心音と心雑音（後述図8）の聴診所見を説明する．

　　□□　聴診器をアルコール綿などで清拭する．

　　□□　手指衛生を行う．

3. Don't Do!

①仰臥位になっている患者さんの枕元や足元に立って診察してはいけません．診察者の表情が見えないため，患者さんの緊張感や不快感が強くなります．また正確な体位と部位（特に心尖部）で診察できません．

②手や聴診器が冷たいままで診察してはいけません．冷たいと，触れられた患者さんの緊張が強くなってしまい，正確な診察ができません．

③心尖拍動と胸壁拍動の手掌による触診は左手で行ってはいけません．拍動触知の位置や範囲を正確に評価できません（図 5・6 参照）．

4. 自己評価をしてみよう

項目	😄	🙂	🙁
1. 診察開始時，診察途中に声かけができた．	1	2	3
2. 心尖拍動と胸壁拍動の視診ができた．	1	2	3
3. 心尖拍動と胸壁拍動の触診ができた．	1	2	3
4. 聴診器の膜面とベル面の使い分けができた．	1	2	3
5. 全 5 領域の心音の聴診と I 音と II 音の区別ができた．	1	2	3
6. 心雑音の有無，部位（最強点），強さ，性状を記録できた．	1	2	3

5. FAQ

Q1：椅坐位で聴診するのが一般的なのではないでしょうか？

A1：心臓診察は仰臥位で行うのが基本です．心尖拍動と胸壁拍動の診察は仰臥位（心尖拍動では左側臥位でも行う）で行わないといけません．また，心尖拍動が確認された部位（心尖部）での聴診が必要となるため，聴診も引き続き仰臥位で行うのが基本です．

Q2：I 音と II 音がなかなか聞き分けられません．コツはあるでしょうか？

A2：心拍数が少ないときは I - II 音間より II - I 音間の方が長くなるのでわかりやすいですが，迷う場合には，橈骨動脈などで検脈をしながら聴診するのがよいでしょう．基本的には I 音のあとに脈を触れます．

Q3：心雑音はどう表現すればいいでしょうか？

A3：心雑音を定義すると「心臓の拍動に伴う正常な心音以外の音」ということになります．それらは聴取部位（最強点），雑音の強さ（後述），性状（後述）の順で表記します．たとえば，「第 2 肋間胸骨右縁に最強点を有する Levine III/VI の頚部に放散する収縮期駆出性雑音」のように記録します（大動脈弁狭窄症の雑音）．

Q4：心雑音はすべて病的と考えてよいのでしょうか．

A4：機能性雑音とよばれる心臓の構造異常のない無害性雑音があります（下記，心音と心雑音の項参照）．

Q5：心臓聴診を目的とする場合，どの程度の強さで聴診器を当てればよいのでしょうか．

A5：膜面およびベル面がしっかり密着する程度でよいので，強く当てる必要はありません．膜面は体表面と隙間ができると余計な膜の振動で本来はないはずの雑音が生じることがあり，ベル面は全周が密着していないと音が聴こえません．

さて復習 —臨床にふれる—

1. 心尖拍動と胸壁拍動の臨床的意義

1）心尖拍動：左心系の異常

視診：心尖拍動がみられれば心拡大（心肥大の場合もあり）の可能性があります．ただし，健常者でもみられます．

触診：触診では健常者でもほぼ全員で確認できますが，心尖拍動の位置が外側（左乳頭から離れ左下方）に移動していると，左室拡大（左室肥大の場合もあり）の可能性があります．

2）胸壁拍動：右心系の異常
　視診と触診を併用します．触知すれば右心系になんらかの異常が存在すると診断できる特異的な所見で，右室容量負荷および圧負荷の存在を示唆します．

2. 心音と心雑音の診断

　心臓聴診で異常というとき，心臓の構造的異常を伴わない無害な機能性雑音と，構造的異常を伴う心臓病（構造的心疾患）による心音異常と病的心雑音に分けて整理することができます．

1）構造異常を伴わない機能性雑音

　新生児や乳児で高頻度に聴取されます．小児の約7割で聴取されるとされていますが，成人でも聴取されることがあります．弁膜症などの構造異常を伴う心疾患で聴取される病的雑音（器質性雑音）と異なり，LevineⅢ/Ⅵ以下の大きさ（後述）のことがほとんどであり，多くの場合は体位変換（臥位から坐位や立位など）や息止めなどで減弱あるいは消失します．機能性雑音は収縮期もしくは連続性であり，拡張期のみの雑音は病的雑音と考えられます．

2）構造的心疾患で聴取される心音異常

　構造的心疾患とは，心房中隔欠損症や心室中隔欠損症などの先天性心疾患，弁の狭窄や閉鎖不全などの弁膜症，閉塞性肥大型心筋症などの心筋疾患のような，心臓に構造的異常を認める心疾患のことであり，血流の異常や弁の開閉異常により心音の異常（強弱や過剰心音）を生じます．

- Ⅰ音：亢進は僧帽弁狭窄症で，減弱は僧帽弁閉鎖不全症で聴取されます．
- Ⅱ音：亢進は大動脈弁閉鎖不全症や肺動脈弁閉鎖不全症で，減弱は大動脈弁狭窄症や肺動脈弁狭窄症で，固定性分裂は心房中隔欠損症で，奇異性分裂は大動脈弁狭窄症，動脈管開存症，三尖弁閉鎖不全症で，それぞれ聴取されます．
- Ⅲ音：若年者では正常でも聴取されますが，拡張期早期の心室急速充満期に心筋が伸展して発生する心音です．僧帽弁閉鎖不全症，大動脈弁閉鎖不全症，心不全などでも聴取されます．
- Ⅳ音：心室の拡張末期圧上昇に伴う拡張末期の強力な心房収縮により発生する心音で，大動脈弁狭窄症，閉塞性肥大型心筋症，心不全などで聴取されます．

3）構造的心疾患で聴取される心雑音（図8）

　構造的心疾患のうち，弁膜症では弁の狭窄や閉鎖不全のため，先天性心疾患では本来閉鎖しているべき孔

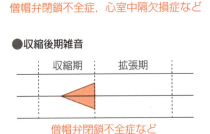

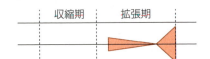

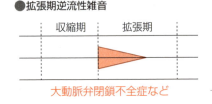

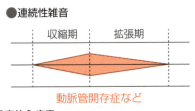

図8 心雑音の種類と代表的心疾患

が開存しているため，また閉塞性肥大型心筋症などの心筋疾患では心臓内に狭窄が生じるため，心臓内の血液の流れに乱れが生じて心雑音が発生します．構造的異常のある部位（弁の種類など）により心雑音を最も強く聴取できる部位（最強点）が異なります．

心雑音の強さの分類には Levine 分類が広く用いられています．あくまで雑音の強さの分類であって，心疾患の重症度を示すものではありません．Ⅳ度以上になると，胸部にその振動（thrill）を触知できるようになります．

Ⅰ度　注意深い聴診のみによって聴き取れる雑音
Ⅱ度　聴診器を当てるとすぐ聴き取れるが弱い雑音
Ⅲ度　Ⅱ度とⅤ度の中間で強度の弱いもの
Ⅳ度　Ⅱ度とⅤ度の中間で強度の強いもので，耳に近く聴こえるもの
Ⅴ度　聴診器で聴こえる最大の雑音で，聴診器を胸壁から離すと聴き取れなくなるもの
Ⅵ度　聴診器を胸壁から離しても聴こえる強大な雑音

参考文献

1) 宮崎　景（著），伴　信太郎（監）：診療の達人になる〜身体診察編〜第7回身体診察 Part 3．臨床研修プラクティス 2005；2：124-132.
　＊心臓の診察法がわかりやすい図で丁寧に解説されています．
2) 出口寛文：実践的診察技法ガイド〜OSCE を超えて〜一般医が知っておくべき診察法．胸部の聴診のコツ．診断と治療 2008；96：691-698.
　＊胸部の聴診法がわかりやすく記載されており，また心音の異常や心雑音について種類・意義などが詳細にまとめられています．
3) マーク・H・スワルツ（著），宮城征四郎・納光弘（監）：スワルツ身体診察法〜病歴と検査〜．西村書店，2013.
　＊アトラスが多く，身体所見の取り方の説明もしっかりしています．診察法を学ぶためにお勧めです．

👍 私が神経内科を選んだ理由

　私が医師になった 1995 年当時，神経内科では，分子生物学をはじめとする神経科学分野の目覚ましい発展により，脳や神経の仕組みにおいて新たな発見が次々となされた時期でした．パーキンソン病や脊髄小脳変性症，筋ジストロフィー症では，多数の原因遺伝子が同定され疾患分類も遺伝形式により再編成されつつありました．また多数の新たな神経筋疾患の概念が確立され，原因や病態についても飛躍的に解明されてきました．しかし一方で，神経筋領域には難病とされる疾患が多数存在していました．実際，当時の厚生省が指定する難病の多くが神経内科で扱う疾患で，診断されても治療法がなく「治らない神経内科」とも揶揄されました．新世紀を目前にして，脳は依然未解明の部分の最も多い器官であり，急激な発展から将来への期待も込めて「21 世紀は脳の時代」とよばれました．

　私は，この脳から脊髄，末梢神経，筋に至る「神経系」に強く魅せられました．神経系こそが，人間が人間たる所以である「脳」の機能を司る人体の最も重要な組織です．神経路は複雑難解ですが，神経内科学は病巣の局在を診断する上ではまさに理路整然とした学問です．自ら診察した神経学的所見をもとに，自らの知識と経験に基づいて診断をして治療方針を決定します．超急性期から慢性期の多岐にわたる疾患を対象とし，医師としての役割が非常に大きくやりがいを実感します．未知の領域に踏み込んで飛躍的な進歩を遂げていることも，興味深いところです．この神経系に対する魅力こそが，私が神経内科を選択した決め手であり，医師としての人生を賭けて挑むべき診療科と決断しました．

　卒後 22 年経った現在も，神経内科を選択したことに大いに満足しています．いまだに興味は尽きません．神経内科を取り巻く環境もこの 20 年で飛躍的に進化し，様変わりしました．以前は対症療法に甘んじていた脳梗塞や認知症，そして多発性硬化症やギラン・バレー症候群，重症筋無力症などの難病にも新たな画期的な治療法が次々と開発されました．まさに「治る神経内科」の時代となり，私自身も今後さらに神経内科学の発展に貢献していきたいと思います．

（神経内科学講座教授　杉江和馬）

第4章 診察編

2 呼吸音聴診
― 肺の病態を推測する ―

本津茂人・山内基雄

本手技の臨床目的
呼吸音聴診は，呼吸器から発生する音を聴取して，気道狭窄や気道分泌物の有無など，肺の病態を推測することを目的としている．

手技実習到達目標
- □ 聴診器の膜面とベル面の使い分けができる．
- □ 呼吸の正常音と副雑音の発生の仕組みを説明できる．
- □ 前胸部と背部の全体を一定の順序で万遍なく聴診できる．
- □ 副雑音を聞き分けることができる．
- □ 呼吸音の異常，副雑音をきたす呼吸器疾患を列挙できる．

予習をしよう（Ⅰ） ― 聴診器の基礎知識 ―

気管支喘息発作のときのような異常な呼吸音は裸耳でも聞こえます．しかし，そのような肺疾患は多くはなく，微細な呼吸音を聴取するには，聴診器を使うことになります．

聴診器は，呼吸状態を判断したり異常音の原因疾患を推定したりするための，簡便で重要な医療器具といえます．聴診器のチェストピースには膜面とベル面の2種類があり（第4章1参照），呼吸音の聴診では通常，高音域の集音に優れた膜面を使用します．しかし，頸部や肺尖部を聴診する場合やるい痩，高度肺気腫などによる肋骨の突出で体表に膜面を密着できない場合には，ベル面で聴診します．時には小児用の聴診器を用います．

予習をしよう（Ⅱ） ― 必要な肺の解剖 ―

1. 解剖学的知識

鼻腔および口腔から〜終末細気管支までの空気の通り道を気道といい，喉頭までを上気道，気管から末梢を下気道といいます（図1）．

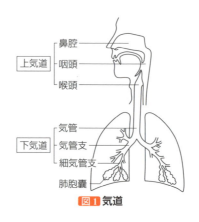

図1 気道

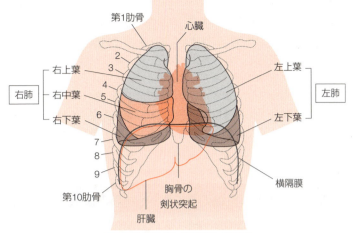

図2 肺の構成と他臓器との関係

　肺（図2）は，胸椎・肋骨・胸骨・横隔膜に囲まれた胸腔の中にあって，右3葉と左2葉に分かれますが，それぞれの肺尖部は正面から見ると鎖骨より高位にも広がっています．左右の肺の下縁に接する横隔膜は前胸部では第6-7肋骨，背部では第10肋間の高さにあります．肺は胸膜に覆われています．胸膜は壁側胸膜と臓側胸膜の2層から成っていますが，両者は連続して閉鎖腔となって胸膜腔を構成しています．胸膜腔に含まれている少量の組織液は肺の動きを滑らかにする潤滑液の役割を果たしています．

　肺尖部から頸部下部にかけた領域（後出の図4①②）では気管呼吸音が聴取できます．気管は第4-5胸椎の高さで左右の主気管支に分岐し，肺門部で葉気管支へと分岐します．葉気管支の分岐部は前胸部では胸骨辺縁部，背部では肩甲骨辺縁内側に相当し，対応部位（図4③④⑤⑥）で気管支呼吸音が聴取できます．葉気管支から順次分岐して最終的に肺胞に至りますが，側胸部や肺底部（図4⑦⑧）ではおもに肺胞呼吸音が聴取できます．

2．組織学の知識

　気管は気管支（主気管支，葉気管支，区域気管支），細気管支と分岐し，さらに11回の分岐を経て終末細気管支に至ります（図3）．終末細気管支の末梢は呼吸細気管支とよばれ，内面の一部が肺胞で構成されるようになります．呼吸細気管支はさらに2～3回の分岐を経て，周囲をすべて肺胞で構成された肺胞道に至ります．

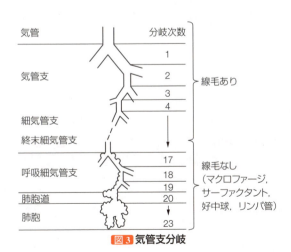

図3 気管支分岐

気管・気管支の内腔は円柱線毛上皮細胞に裏打ちされていて，活発な線毛運動を行い，異物を口腔側に送り返します．線毛上皮細胞間には杯細胞が存在し，粘液を分泌し，異物を線毛運動によって排除しやすい状態を保っています．線毛上皮細胞の下層は弾性線維に富む粘膜固有層になっていて，気管支腺，平滑筋層を認め，さらにその外側に軟骨が存在します．感染，炎症，物理的または化学的刺激により気管支腺が増殖すると気道内の粘液分泌量が増え，水泡音（後述）の原因となると考えられています．気道は分岐するごとに径が細くなり，気道壁も薄くなっていきます．径 1 mm 程度の細気管支レベルでは，線毛上皮細胞は円柱状から立方状となり，その外側は輪状の平滑筋層が形成され，気管支腺や軟骨は消失します．さらに末梢の終末細気管支，呼吸細気管支レベルでは線毛上皮細胞は消失し，線毛をもたないクララ細胞に置き換わっていきます．

実際にやってみよう ―手順の習熟―

呼吸音聴診シミュレータ・ラングⅡを聴診します．副雑音（後出の図5）も聴取できます．その後，2人1組になって交互に呼吸音を聴診してみましょう．

1. 肺音の聴診手順

□□　診察者の正面になるよう椅子に座ってもらう．
□□　対象者に上半身を露出するように求める．
□□　聴診器を当てる前に，必ずチェストピースの部分を手などで温める．
□□　手指衛生を行う．
□□　チェストピースが体表に密着できるよう膜面とベル面を適宜切り替える．
□□　「これから聴診をします」と声をかける．
□□　口を開けて，「大きめの呼吸」を繰り返すように求める．
□□　前胸部をあらかじめ決めた順番（図4a）に，1部位につき1呼吸ないし2呼吸の呼吸音を聴取する．
□□　必要に応じて「大きめの呼吸」を繰り返すよう指示する．
□□　前胸部の8部位が終われば，椅子を回転させるなどをして，背部が診察者の正面になるようにする．
□□　背部をあらかじめ決めた順番（図4b）に，前胸部と同様，1部位につき1呼吸ないし2呼吸の呼吸音を聴取する．
□□　必要に応じて「大きめの呼吸」を繰り返すよう指示する．
□□　8部位の聴取が終われば着衣を求める．
□□　診察結果を伝える．
□□　聴診器をアルコール綿などで清拭する．
□□　手指衛生を行う．

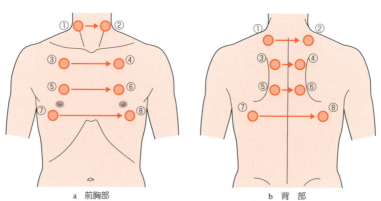

a　前胸部　　　　　　　b　背部

図4 聴診部位と標準的な聴診順序
頭側から4段階の高さで，頸部から尾側方向に，しかも左右対称性に交互に聴き比べ，気道の解剖を意識しながら，聴診を進めます．

2. Don't Do!
① 冷たいチェストピースを温めずにいきなり聴診してはいけません．
② 患者さんに声をかけずに聴診を始めてはいけません．
③ 患者さんの服の上から聴診してはいけません．呼吸音（特に肺胞呼吸音）は小さな音であるため，服のこすれる音でうまく聴取できないことがあります．
④ チェストピースを強く押し当ててはいけません．患者さんに不快な感じを与えないようにします．
⑤ 話しながら聴診してはいけません．

3. 自己評価をしてみよう

項目	😄	😐	😢
1. 聴診器を当てる前にチェストピースを温めた．	A	B	C
2. 聴診を始める前に患者さんに声をかけた．	A	B	C
3. 前胸部を尾側方向へ左右対称に8部位で聴診した．	A	B	C
4. 背部を尾側方向へ左右対称に8部位で聴診した．	A	B	C
5. それぞれの部位で1呼吸から2呼吸を聴診した．	A	B	C

4. FAQ

Q1：チェストピースを胸壁に当てる強さはどの程度が適切ですか？
　A1：胸壁に密着する程度に軽く押し当てます．
Q2：1か所に当てている長さは何秒程度ですか？
　A2：吸気と呼気を意識して，1呼吸から2呼吸を聴診します．1部位で3秒から6秒ほど聴診します．
Q3：「大きめの呼吸」をさせる理由と，そのタイミングはいつでしょうか？
　A3：患者さんには口を開けて「やや大きめ」の呼吸を繰り返してもらいます．肺底部で捻髪音（図5）を確認する場合は深呼吸を促します．強制呼気を行うことで，通常の呼吸では聴取できない程度の笛音（図5）を聴取できることがあります．
Q4：聴診部位を8部位に分ける理由は何でしょうか？
　A4：通常，頸部や肺尖部で気管呼吸音，胸骨，肩甲骨辺縁で気管支呼吸音，肺底部で肺胞呼吸音を聴取するためです．左右差も聴き分けます．

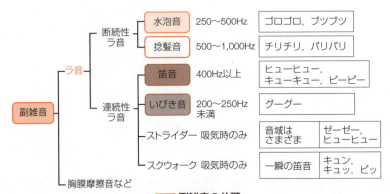

図5 副雑音の分類
断続性ラ音は10 msec以下のもの，連続性ラ音は250 msec以上持続するものと定義されています．

さて復習　―臨床にふれる―

　呼吸音が弱く聴こえなくなくなったり，呼気が延長したり，正常では聴こえない副雑音が聴取できる疾患を整理しておきます．

1. 呼吸音の異常

1) 呼吸音の減弱や消失

　呼吸音が減弱，消失している状況は，気道の閉鎖および呼吸音の伝導障害が考えられ，無気肺，気胸，胸水の存在が疑われます．

2) 呼気の延長

　呼気の延長が認められる状況は，末梢気道の閉塞，狭窄により速やかに換気が行い得ない状態が考えられ，慢性閉塞性肺疾患（COPD）や気管支喘息が疑われます．

2. 副雑音

　正常の呼吸音ではない音を副雑音といい，図5のような分類が一般的です．

1) ラ音（ラッセル音）

　慣習的に異常な呼吸音全体を表す広義の意味で使用されていますが，厳密には肺胞呼吸音由来の副雑音の総称です．ラ音と省略形で用いることも多いですが，もともとドイツ語のRasselgeräuschを邦訳したもので，直訳はガラガラ音です．

（1）断続性ラ音

　粗い断続性ラ音（水泡音）と細かい断続性ラ音（捻髪音）に分類されます．水泡音は太い気道内に存在する分泌物の膜が吸気時の圧較差により破れるときに発生する音です．太い気管支に分泌物が貯留していると考えられ，肺水腫，気道炎症による分泌物増加をきたす気管支肺炎，びまん性汎細気管支炎，気管支拡張症，慢性気管支炎が疑われます．一方，捻髪音は呼気時に閉塞した末梢気道が吸気時に急激に開放する際に発生すると考えられており，特発性肺線維症，塵肺などの間質性肺疾患が疑われます．

（2）連続性ラ音

　高音性連続性ラ音（笛音）は，末梢の細い気道の狭窄により生じます．呼気に聴取されやすく，強制呼気でより聴取しやすくなります．末梢の細い気管支の狭窄が考えられ，気管支喘息，COPD，うっ血性心不全が疑われます．気管支喘息の重積発作で高度に気道狭窄をきたした場合，笛音が消失する場合もあり，要注意です．低音性連続性ラ音（いびき音）は，太い気管支での分泌物貯留や炎症で狭窄していると考えられ，COPD，慢性気管支炎，気管支拡張症，びまん性汎細気管支炎などの，上述の水泡音をきたすものと同様の疾患が疑われます．気道分泌物の喀出により消失する場合もあります．ストライダー（stridor）は上気道の狭窄によって生じる連続性ラ音で，頸部で吸気時のみに聴取されます．スクウォーク（squawk）は，吸気時のみ聴取される短い連続性ラ音であり，吸気時に細気管支が再開通される際に生じます．

2) 胸膜摩擦音

　胸膜の炎症時に壁側胸膜と臓側胸膜がこすれて発生する副雑音で，雪を踏みしめるような「ギュッ，ギュッ」という音が聴取されます．がん性胸膜炎や結核性胸膜炎などの胸膜炎の初期あるいは治癒過程を疑うことになります．胸水が増加したり胸膜が癒着したりしてしまうと消失する場合もあります．

参考文献

1) 長坂行雄：肺の聴診〜肺音とは〜呼吸音と連続性雑音．呼吸と循環 2016；64：1207-1213.
2) 長坂行雄：肺の聴診〜断続性雑音と胸膜摩擦音〜．呼吸器ジャーナル 2017；65：354-359.
3) 長坂行雄：楽しく学ぶ身体所見〜呼吸器診療へのアプローチ〜．克誠堂，2011.
　＊身体所見の基本から系統的・複合的に考えるスキルを学ぶのに適しています．
4) 山内豊明：フィジカルアセスメントガイドブック〜目と手と耳でここまでわかる〜第2版．医学書院，2011.
　＊フィジカルアセスメントの基本知識と技術および目的と根拠が解説されています．

第4章 診察編

3 耳科的手技
―外耳道と鼓膜の視診と外耳道異物摘出―

山下哲範・北原 糺

本手技の臨床目的
外耳道と鼓膜の診察は，外耳・中耳疾患の発見と経過観察，外耳道内の異物摘出などを目的として行われる．

手技実習到達目標
- □外耳道と鼓膜の解剖が説明できる．
- □耳鏡を外耳道に挿入できる．
- □ヘッドライトと耳鏡を用いて鼓膜を視野におくことができる．
- □鼓膜所見を記録することができる．
- □鑷子などを使って外耳道異物を摘出できる．

予習をしよう（Ⅰ）―耳科用器具の基礎知識―

外耳道と鼓膜の診察に必要な代表的な耳科用器具を紹介します．

1. 耳鏡

耳鏡は外側（外耳道入口部側）が広く，内側（鼓膜側）が細くなっている漏斗状の金属管です（**写真1**）．吉田氏型やルーツェ氏型などさまざまな形の耳鏡があり，外耳道の大きさや形状などの違いに対応できるようになっています．広く開いた方を指で把持し，細い方を外耳道に挿入します．

光源内蔵型耳鏡（**写真2**）は，外耳道の処置・異物の摘出はできませんが，鼓膜の観察が容易です．

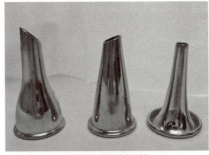

写真1 金属製耳鏡
左から吉田氏型，ルーツェ氏型，朝顔型．

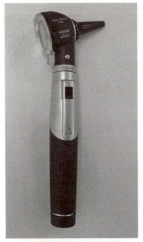

写真2 光源内蔵型耳鏡

2. 異物摘出のための器具

異物を安全に摘出できるよう，一般的には異物鉤や鑷子，鉗子を使います（写真3）．やわらかい耳垢や異物を吸引除去するために吸引器を使うこともあります．

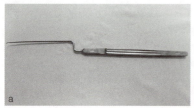
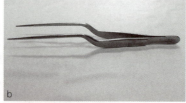
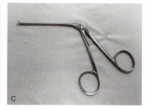

写真3 異物摘出器具
a：異物鉤，b：鑷子（せっし），c：麦粒鉗子（かんし）

3. 耳鼻科用ヘッドライト

額帯鏡（写真4）に代わって，操作性がよいことや安価になったことから耳鼻科用ヘッドライト（写真5）が広く使われるようになりました．最近ではLEDライトを使用したものも市販されています．電池を使用するものから有線で光源につなぐタイプのものまでさまざまなヘッドライトがあります．写真5のヘッドライトは前頭部に電池とスイッチがあります．

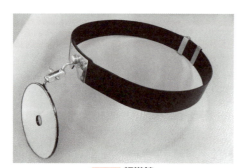
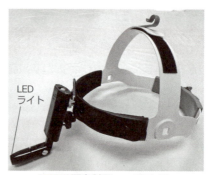

写真4 額帯鏡　　写真5 耳鼻科用ヘッドライト

予習をしよう（Ⅱ） ―耳と鼓膜の解剖―

1. 耳の解剖

耳は大きく外耳・中耳・内耳に分けることができます（図1）．外耳は耳介と外耳道からなり，外耳道の外側 1/2 が軟骨部で，内側 1/2 が骨部です．外耳道は前壁が約 36 mm，後壁が約 24 mm の長さであり，前後で奥行きに差があるのが特徴です．中耳は鼓膜，耳小骨・鼓室・耳管と乳突洞・乳突蜂巣からなり，耳小骨（図2）はツチ骨が鼓膜，アブミ骨底部が内耳の卵円窓に付着しています．中耳の大きさは思春期の発育による個体差が大きいとされています．内耳は蝸牛・前庭・三半規管の3部から構成されています．

2. 鼓膜の解剖

鼓膜（図3）は，外耳と中耳の間にある，長径 9 mm，短径 8.5 mm，厚さ 1 mm の，3層（外耳道側から重層扁平上皮，繊維束，単層扁平上皮の3層）の構造です．鼓膜はほぼ円形とされていますが，外耳道に対してやや傾いて存在することから，耳鏡では楕円形に見えることが多いといわれます．中央が内方にくぼんだ漏斗状になっていて，緊張部と弛緩部に分けられます．正常若年者の鼓膜は前下方の光錐が光を当てることでやや輝いて見えます．

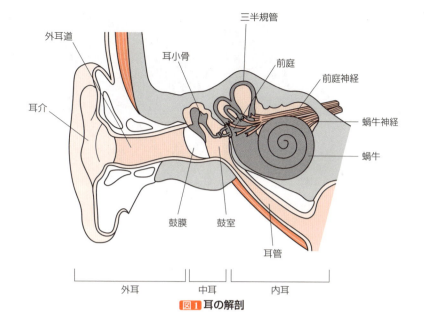

図1 耳の解剖

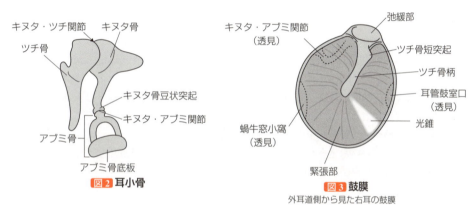

図2 耳小骨

図3 鼓膜
外耳道側から見た右耳の鼓膜

実際にやってみよう —手順の習熟—

模擬耳のシミュレータ（EAR）（写真6）を用いて，外耳道と鼓膜の観察，さらには外耳道の異物を摘出します．

1. 外耳道と鼓膜の診察（右耳診察時）

- ☐ ヘッドライトが正常に点灯していることを確認する．
- ☐ ヘッドライトを自身（診察者）の頭部に固定する．
- ☐ 患者の右耳が検者の正面になるよう，患者の椅子の位置を調整する．
- ☐ 患者の外耳の大きさにあったサイズの耳鏡を選ぶ．
- ☐ 手指衛生を行い，手袋を装着する．
- ☐ 左手の親指と人差し指で耳鏡を把持する．
- ☐ 左手の中指と薬指の間で耳介を挟みこみ，後上方に牽引する．
- ☐ 左手の親指と人差し指とで把持している耳鏡を外耳道に挿入する（写真7a）．
- ☐ ヘッドライトの光を耳鏡から外耳道に入れ，鼓膜を観察する．
- ☐ 左耳も同様に診察．左耳診察時は，中指と耳鏡を把持している左手の人差し指を用いて耳介を挟み，後上方に牽引する（写真7b）．

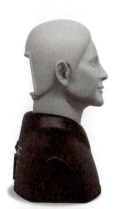

写真6 耳の診察
シミュレータ ERA II

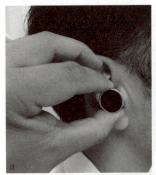 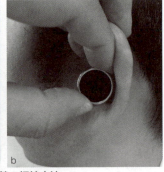

写真7 耳鏡の把持方法
a：右耳の診察，b：左耳の診察

2. 外耳道の異物摘出

- □□ 異物が有生異物（昆虫などの生物）か無生異物かを確認する．
- □□ 異物が外耳道内のどの場所にいるのか，あるのかを確認する．
- □□ 有生異物の場合は，高濃度キシロカインスプレーなどで殺傷し取り出す．
- □□ 無生異物の場合は，異物周囲に把持可能なスペースの有無を確認する．
- □□ 把持可能な場合は，鑷子や麦粒鉗子（写真3）で把持し摘出する．把持できない場合は，異物鉤や吸引で引き出す．
- □□ 手袋を外し，手指衛生を行う．

3. Don't Do!

① 外耳道の深部は疼痛を感じるため，耳鏡などを無理に奥までは突っ込んではいけません．
② 異物鉤は先端が鋭利であるため，針刺し事故を起こしてはいけません．
③ 異物が嵌頓している場合は無理に引き抜くことをしてはいけません．
④ 有生異物による鼓膜損傷が考えられる場合は，キシロカインスプレーを使用してはいけません．内耳に薬剤が入り込み激しいめまいが起こる可能性があります．
⑤ 患者が子どもの場合は頭部を固定せずに摘出してはいけません．危険です．

4. 自己評価をしてみよう

項目	😄	🙂	😟
1. 耳鼻科用ヘッドライトを正しく着用できた．	A	B	C
2. 耳鏡を左と右の外耳道に挿入できた．	A	B	C
3. 鼓膜を視野におくことができた．	A	B	C
4. 鼓膜所見を適切に記録できた．	A	B	C
5. 模擬耳の外耳道異物を摘出することができた．	A	B	C

5. FAQ

Q1：利き手が左ですが，耳鏡をどのように把持すればよいのでしょうか？
　A1：右利きの人と同様に左手で把持する人と，逆に右手に耳鏡を把持する人がいます．どちらも間違いではなく，持ちやすい方法で行うとよいでしょう．
Q2：鼓膜が見えにくいときはどうすればいいでしょうか？
　A2：外耳道はまっすぐではありません．耳介をしっかりと把持して後上方に牽引すれば見えます．
Q3：外耳道異物が滑って取り出しにくいときはどうしたらよいでしょうか？
　A3：医療用接着剤などを用いて摘出することもあります．

さて復習 —臨床にふれる—

1. 外耳道の異物（写真8）

外耳道異物は突発的に発生することから救急受診することが多く，耳鼻咽喉科救急の約3%を占めるといわれています．小児では小玩具が多く，成人では綿棒の先やティッシュペーパー片など耳掃除の際に異物となるもの，また，ゴキブリや蛾などの昆虫異物も多いとされています．

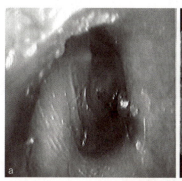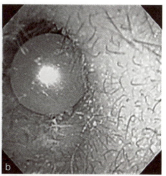

写真8 外耳道異物例
a, bともにおもちゃのビーズ（無生異物）であり，異物鉤にて摘出した．

1）摘出方法

小児は処置中に安静にすることができないことも多く，いかに頭部を固定するかがポイントになります．体をタオルで固定したり，小児固定用のネットを使用することもあります．痛みで急に頭を動かすことがあるため，副損傷を起こさないように摘出することが大切です．異物除去には特殊な器具や高濃度キシロカインスプレー，場合によって顕微鏡の準備が必要です．

2）無生異物の摘出

球状の異物は鑷子や麦粒鉗子でつかもうとすると，かえって奥に押し込んでしまうこともあるため，無理につかもうとするのはよくありません．異物鉤（写真3a）が入るスペースがあれば異物の後ろに引っ掛けて引き出すのが一般的な摘出方法です．

3）有生異物の摘出

生きている昆虫を取り出そうとすると外耳道内で暴れるため，まず昆虫を殺してから摘出するのが基本になります．高濃度キシロカインスプレーの噴霧により短時間で昆虫を殺し摘出するのが一般的です．

2. 外耳疾患

耳鏡を用いて適切に視診を行っているのに鼓膜が見えない場合は，まずは耳垢塞栓を考えます．日本人の耳垢は粘度の高いものと乾燥したものに分けられます．耳垢を長期間摘出しないと外耳道に耳垢が充満し閉塞します．これが耳垢塞栓です．摘出には痛みを伴うことがあるので，1回で取れない場合は点耳薬で柔らかくしてから摘出することもあります．

そのほかに注意が必要な疾患としては，外耳道真珠腫と悪性腫瘍があります．外耳道真珠腫は良性の疾患ではありますが，周囲組織を破壊しながら増大するため基本的に手術による摘出が必要です．聴器に発生する悪性腫瘍は非常にまれですが，初期は外耳道炎と症状が類似しているため，進行した段階で初めて見つかる場合もあります．

3. 鼓膜所見の書き方

　発赤・膨隆・穿孔等があれば具体的に大きさや場所などを詳細に記述します．外耳道に損傷部位や耳漏，真珠腫がある場合は外耳道所見も記述します（図4）．外耳道を同じスケッチに併せて書くことが一般的です．

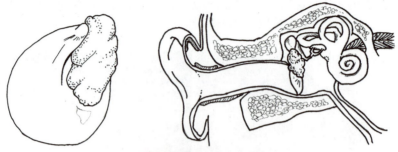

図4 鼓膜所見のスケッチ例
右弛緩部型中耳真珠腫のスケッチ例です．真珠腫の大きさや場所をわかりやすく記載します．

参考文献

1) 大原卓也：外耳道異物・鼻腔異物．JOHNS 2017；33：345-347.
2) 萩森伸一：外耳道・中耳異物．耳鼻咽喉科・頭頸部外科 2016；88：542-550.
3) 切替一郎，他（著），野村恭也（監）：新耳鼻咽喉科学．南山堂，2001；pp7-17.
　＊耳鼻咽喉科医のバイブルです．基礎から臨床まですべてを網羅しています．
4) 肥塚　泉，他：外来耳鼻咽喉科疾患診察のコツ．全日本病院出版会，2008；pp36-38.
　＊耳鼻咽喉科の外来を始める前に読んでおくべき1冊です．解剖や耳鼻咽喉科検査から手術までが1冊にまとめられています．

👍 私が耳鼻咽喉科を選んだ理由

　私が耳鼻咽喉科を選んだ理由を端的にまとめるなら，その「守備範囲の広さ」で「日常の些細な幸せを支える」という仕事内容に魅せられたからです．内科的な薬物治療のみならず外科手技によって治療に取り組める，治療戦略を豊富にもつ科であること．化膿性中耳炎の鼓膜切開や習慣性扁桃炎の扁桃摘出さらには先天聾に対する人工内耳埋込などの小児医療を扱いつつも，加齢によって衰える聴覚，平衡覚，嗅覚，味覚を扱う高齢者医療にも対応する．のんびりと耳垢を除去してあげたり鼻漏を吸引してあげる一方で，餅をのどに詰めた患者さんに時を逸せずその場で緊急気管切開，という救急外科医の側面．さらに好奇心旺盛な耳鼻咽喉科は，スポーツ平衡医学の側面からアスリートを指導したり，音声医学の側面から歌手やアナウンサーを指導したり．今後も耳鼻咽喉科の守備範囲は広がっていくでしょう．このように1つの科が同時に多種多様な分野を持ち合わせており，したがって耳鼻咽喉科に進路を決めてからも自分の向き不向きに応じて自由に専門分野を選ぶことができるのが魅力です．しかも，耳鼻咽喉科専門医という耳鼻咽喉科共通の専門医1つを取得更新すればよい，という極めてシンプルな構造であることも魅力です．この「広大な耳鼻咽喉科の守備範囲」の中で私の興味の居場所はたまたまめまい平衡医学だったわけですが，あなたの興味の居場所も必ずそこにあるはずです．

　愛する人と食事に出掛ける．そんな「日常の幸せな一時」を耳鼻咽喉科は支えています．愛しい相手の声は自分の内耳に響き，自分の声は喉頭を優しく震わせ相手に伝わる．美味しい食事，その香りは2人の嗅覚を刺激し，その味覚を堪能しながら咽頭から食道へと嚥下される．食事のあとはカラオケで喉頭を震わせますか？　平衡覚が損なわれるほどの飲み過ぎには注意しましょう．

（耳鼻咽喉・頭頸部外科学講座教授　北原　糺）

第4章　診察編

4　眼科診察
―対光反射と視野検査と眼底検査の眼科手技―

丸岡真治・緒方奈保子

本手技の臨床目的
眼科の基本手技である対光反射の確認や視野検査，眼底検査は，眼科疾患の発見だけではなく，頭蓋内病変などの状態評価にも重要である．

手技実習到達目標
□眼球の構造を説明できる．
□正常眼底のイラストを描くことができる．
□対光反射の直接反応と間接反応について説明できる．
□対坐法による視野検査ができる．
□直像鏡を用いて右と左の眼底検査ができる．

予習をしよう（I）―直像鏡の使い方―

　眼科診療では光学系の精密機器による検査が多く実施されていますが，一般診療で行える簡便かつ臨床的価値の高い検査は眼底検査です．

　眼科医は，片手に持った大きめの凸レンズを被験者の眼前にかざしながら，反対の手に持った光源から光を当てて眼底診察をします．この倒像鏡による検査は眼底を広範囲に観察できる一方で，操作には習熟が必要です．このため一般診療では，観察範囲は倒像鏡の場合の 1/4 ほどになりますが，操作が簡単で胸ポケットサイズの直像鏡がおもに使われています．

1．直像鏡の名称
　上部に額当ての出っ張りがある方が診察者側です（写真1）．電源（電池式）を入れると被検者側の観察孔から眼底観察のための光が出ます（写真2）．

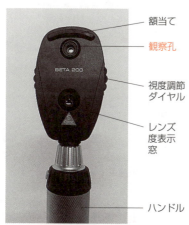

写真1 直像鏡（診察者側）

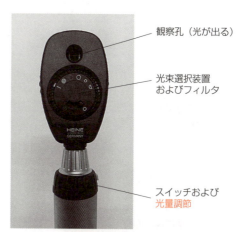

写真2 直像鏡（被検者側）

2. 直像鏡の持ち方

相手の右眼を診るときは自分の右手で直像鏡を保持し（写真3），左眼を診るときは自分の左手で保持します．示指は，ピント合わせがいつでもできるように，視度調節ダイヤルに常に当てておきます．

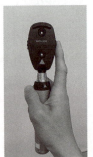

写真3 直像鏡の持ち方

予習をしよう（Ⅱ）　—眼球の解剖と対光反射—

1. 結膜と角膜

結膜は，眼球の透明部分（透見して下層の白い強膜が見えている部分）として観察できる眼球結膜と，上・下眼瞼を上・下方へ引っ張ることで露出する眼瞼結膜に分けることができます（図1）．これらはひと続きで，上と下の眼瞼で反転しています．強膜とともに眼球壁を構成する角膜は透明な組織で，その角膜越しに瞳孔（黒い部分），虹彩（茶色い部分）を観察することができます．

2. 水晶体と硝子体と網膜

眼球の構造はカメラと似ています（図2）．カメラのレンズにあたる部分が角膜と水晶体です．またフィルムにあたる部分が網膜で，硝子体を通過して網膜に届いた光刺激が視神経を介して中枢に伝えられ，視覚情報として認識されます．

水晶体は無色透明で凸レンズの形状をしており，その厚さを変化させることで網膜にピント合わせをしています．硝子体は眼球の内腔を占める透明なゼリー状の組織で99％が水分です．また網膜は脈絡膜の内側を裏打ちするように存在する膜状の組織で，光感受性受容体である桿体と錐体などを有します．網膜中心部にある黄斑はキサントフィルという黄色の色素が局在した直径約2 mmの領域で，その中心に中心窩があります．中心窩には錐体細胞が高密度に存在し視覚機能の中心的役割を果たしています．

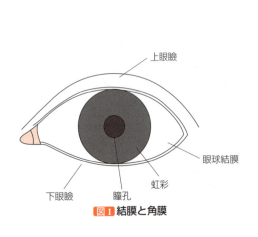

図1 結膜と角膜

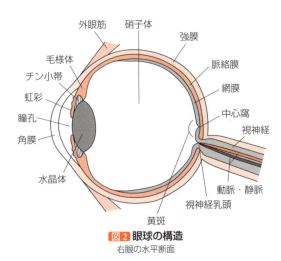

図2 眼球の構造
右眼の水平断面

3. 眼底

仰臥位の人の眼球を上から覗いたときに，眼球の底に相当する部分のことであり（写真4），網膜，網膜血管（網膜中心静脈，網膜中心動脈），視神経乳頭（視神経と網膜の接合部）が見えます．網膜中心動脈は視神経乳頭から網膜に出て分岐し，網膜全体の血流を支配しながら毛細血管となり，おもに網膜中心静脈に流出します．細目で明るい色の血管が動脈で，太目で暗い色の血管が静脈です．所見記録を残すときは，主要な眼底組織を描き（図3），その上に所見を書き加えます．

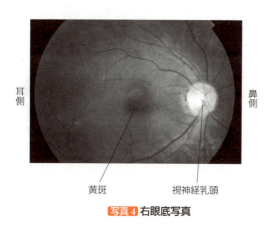

写真4 右眼底写真

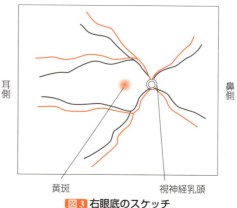

図3 右眼底のスケッチ
オレンジ：網膜中心動脈，黒：網膜中心静脈

4. 対光反射の種類と経路

対光反射とは，ペンライトなどによる眼への光刺激で縮瞳が生じる反射ですが，直接反応と間接反応があります．前者は光刺激を与えた側の眼の縮瞳反応であり，後者は他眼の縮瞳反応のことです．正常では光刺激により直接反応と間接反応は同時に迅速に生じます．

図4は対光反射の経路です．眼球に入った光が網膜を刺激し，その刺激が視神経を通り，動眼神経副核であるEdinger-Westphal核（E-W核）に伝達され（求心路），そこから縮瞳の命令が左右の動眼神経を通り，毛様体神経節を経て瞳孔括約筋に伝えられ縮瞳します（遠心路）．

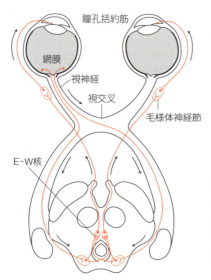

図4 対光反応の経路

正常では，片眼への光刺激で迅速に両眼とも同程度縮瞳します．光刺激側よりも非刺激側の縮瞳が遅れた場合には，非刺激側の遠心路の障害を，その逆の場合は，刺激側の障害を，そして両側の縮瞳反応の遅れは光刺激側の求心路または両側の遠心路障害を疑います．

実際にやってみよう　―眼科手技の手順―

対光反射，視野検査，そして眼底診察シミュレータ（EYE）の眼底を直像鏡で観察します（**写真5**）．

1. 眼科診察の手順

1）準備
- □□　坐位になってもらう．
- □□　診察者は患者の正面に座る．
- □□　診察内容をわかりやすく説明する．
- □□　適切に声をかけながら診察を開始する．
- □□　患者の身体に触れる場合は手指衛生を行う．粘膜に触れる場合は手袋を装着する．

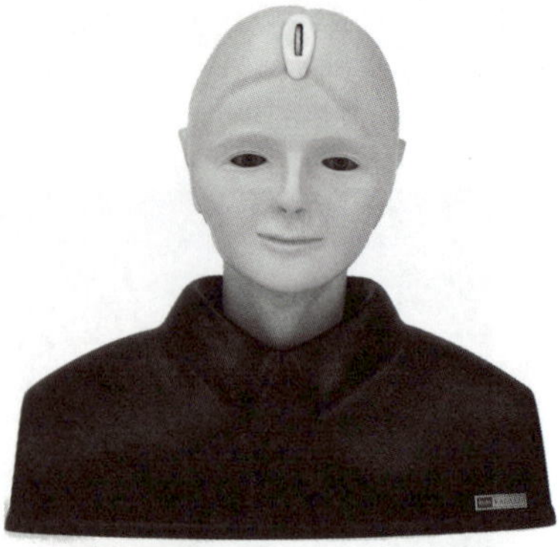

2）対光反射の観察
- □□　下方よりペンライトの光を患者の左瞳孔に照射し，左の瞳孔の直接反射と，右の瞳孔の間接反射を観察する．
- □□　右側についても同様に観察する．

写真5 眼底診察シミュレータ EYE

3）視野の観察（対坐法）
- □□　患者と向かい合って座る．
- □□　患者に右眼を自分の手で覆うように指示する．
- □□　診察者は左眼を閉じる．
- □□　患者に左眼で診察者の右眼を見るように指示する．
- □□　診察者は左眼を閉じたまま，自分の左手を自分の視野の左上端，右手を右下端に置き，左右片方ずつの示指を動かす．
- □□　どちらの指が動いたか，被検者に指差すように指示．
- □□　診察者は，手の位置の上下を反対にして，左手で左下端，右手で右上端において，同様に示指を動かす．
- □□　どちらの指が動いたか，被検者に指すように指示．
- □□　右眼も同様に検査する．

4）直像鏡による眼底診察
- □□　診察者は患者に向かい合って座る．
- □□　光束選択装置の絞りとフィルタを設定する．無散瞳眼にはスモールスポット，散瞳眼（散瞳薬を用いる）にはラージスポットを用い，フィルタは通常使用しない．
- □□　被検者に正面前方 3〜5 m 先の，少し上方を見るように指示．
- □□　スイッチを回転し電源を入れ，光量を調節する．
- □□　検眼鏡の額当てを利用しながら，被験者の右眼（左眼）を観察する場合は診察者の右眼（左眼）で観察孔を覗く．
- □□　被検者眼から 30 cm 離れた位置から瞳孔へ光を当て，瞳孔から赤い射光が返ってくるのを確認する．
- □□　瞳孔からの赤色反射光を確認しながら，被検者に近づく．
- □□　被検者の眼前数 cm まで近づくと（**写真6**），観察孔を通して眼底が見え始める．視度調節ダイヤルでピントを合わせながら，1 cm 程度まで近づくと観察視野が広くなる．被検者の視線の外側 15 度から観察すると視神経乳頭が見える．
- □□　検査終了後は手指衛生を行う．

2. Don't Do!

①検査のために長時間の開眼を強いてはいけません．眼球が乾燥し，被検者の目に痛みを生じます．
②直像鏡での眼底診察は黄斑部を最初にみてはいけません．光刺激で縮瞳してしまい，あとの診察が困難になります．

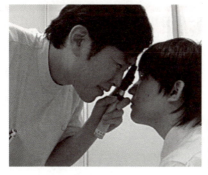

写真6 直像鏡による眼底観察
被検者の右眼を観察するときは，検者の右眼で検査を行い，左眼のときは左眼で行います．

③直像鏡での眼底診察の際に，被検者の右眼を左眼で見てはいけません．互いの顔が向かい合った状態になり被検者が不快に感じます．
④検査中に「状態が悪いですね」などと検査結果についてコメントしてはいけません．被検者が不安になり正確な検査ができなくなることがあります．

3. 自己評価をしてみよう

項目	😄	🙂	😥
1．眼球の解剖を説明できた．	A	B	C
2．対光反応の経路を説明できた．	A	B	C
3．右と左の眼底の構造物を図示できた．	A	B	C
4．対坐法による視野検査ができた．	A	B	C
5．直像鏡を用いて右と左の眼底の観察ができた．	A	B	C

4. FAQ

Q1：直像鏡でなかなか眼底が見えません．どうすればよいでしょうか？
　A1：手順を再確認し誤りがないか確認します．眼底が見える距離は数 cm からと非常に近いので，瞳孔からの赤い反射光を逃さないように観察しながら思い切って被検者に近づきます．散瞳すれば見やすくなります．
Q2：直像鏡で眼底が見えたり見えなかったりします．どうしてでしょうか？
　A2：直像鏡と被検者眼の距離や角度が安定していないことが原因と思われます．直像鏡を持っていない方の手を，被検者の顔と直像鏡に添えて固定すると安定して眼底の診察ができます．
　A3：視野の検査などは診察者も被験者も裸眼でするのでしょうか？
Q3：診察者，被検者ともに裸眼で検査しても眼鏡をした状態で検査してもかまいません．ただし，そのことは記録しておきます．
Q4：眼底の血管に動脈瘤などの異常がある場合には，その部位を示すために，どのような記述をすればよいのでしょうか？
　A4：網膜の部位は黄斑周囲の後極部とその周囲の周辺部に大別されます．周辺部網膜はさらに上側，鼻上側，鼻側，鼻下側，下側，耳下側，耳側，耳上側の 8 つの部位に分類されます．具体的には右眼の鼻上側に動脈瘤があるなどと表現します．

さて復習 —眼底の異常—

直像鏡を用いた眼底観察で，眼科疾患だけではなく全身疾患の重要な病態も診断することができます．

1．うっ血乳頭（写真7）

頭蓋内腫瘍，くも膜下出血，硬膜下血腫，水頭症などにより頭蓋内圧が亢進すると，網膜中心静脈と視神経乳頭の毛細血管のうっ血が生じ，また視神経線維の軸索内の軸索流が障害され，視神経乳頭に浮腫が生じます．直像鏡で観察可能で，隆起した乳頭の高さも計測可能です．

2．糖尿病網膜症（写真8）

初期には自覚症状はありませんが，進行すると視力低下を認め，わが国では中途失明の第2位を占めています．直像鏡では，毛細血管瘤（小さな赤い点），網膜出血（赤い斑点），硬性白斑（硬い感じの小さい白い点の集合体），軟性白斑（柔らかい感じの白い斑点）などが観察されます．

3．高血圧網膜症

高血圧により網膜の動脈が狭小化したり，糖尿病網膜症に類似した網膜出血や軟性白斑，硬性白斑を生じたりすることがあります．また急激な血圧上昇では乳頭浮腫などを生じることがあります．

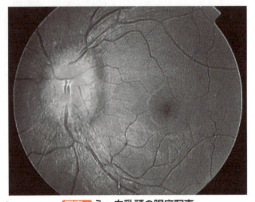

写真7 うっ血乳頭の眼底写真

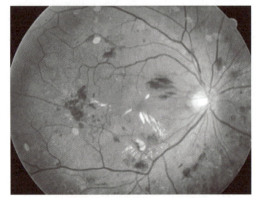

写真8 糖尿病網膜症の眼底写真

参考文献

1) 緒方奈保子，他：眼底検査．日本内科学会雑誌 2000；89：2477-2486．
2) 木下　茂，他：標準眼科学 第13版．医学書院，2016；pp1-10．
　＊眼球の構造と機能に関する一般的な内容が書かれています．異常を検出するためには正常の構造と機能を理解することが必要です．
3) 加藤浩晃：眼科診療ガイド．メディカ出版，2015；pp8-18．
　＊症状や眼底所見から診断までのフローチャートが簡潔に記されています．

第4章 診察編

5 乳房触診
―触診で腫瘤を確認する―

小林豊樹・庄 雅之

本手技の臨床目的
乳がんをはじめとする乳腺疾患の診断の目安を得ることを目的としている．

手技実習到達目標
□乳房診察の適切な体位を説明できる．
□乳房の触診手技を説明できる．
□乳房を適切な方法で触診できる．
□乳房の解剖を説明できる．
□触診所見を記録できる．

予習をしよう（Ⅰ）―乳房触診のための基礎知識―

　乳房は形態の個人差が大きな臓器であるため，診察にあたっては適切な診察体位をとることが大切です．患者さんの羞恥心，プライバシーに十分配慮した立ち居振る舞いが医療者に求められていることに留意しなければなりません．

1．基本的診察体位
　脱衣し上半身を露出してもらって，乳房を広く診察視野におきます．推奨されている診察体位は以下のとおりです（図1）．
1）対坐位
　診察者と患者さんの双方が椅坐位で向き合った状態です．
　（1）正常位：両上肢を自然に下垂してもらった体位です．
　（2）挙上位：頭のうしろで両手を組んで肘を張り，乳房をやや突き出し胸を張った体位です．
2）仰臥位
　下垂，弛緩，大乳房型には仰臥位診察を必ず併用します．正常位と挙上位の2体位で行います．

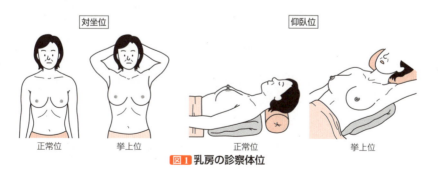

図1 乳房の診察体位

2. 触診法手技の種類（図2）

1) **平手法**：手掌全体で乳房を触れる方法です．小さい腫瘤を触知しにくいので，最初の大まかなスクリーニング法として行います．
2) **腹指法**：示指，中指，環指の3本を揃えて腹側で触れる方法です．腫瘤自体の詳細な所見を診るのに適しています．
3) **指先交互法**：ピアノを弾くように，示指と中指の指先を交互に動かし乳房を圧して触れる方法です．腹指法と同様，腫瘤自体の詳細な観察に適しています．

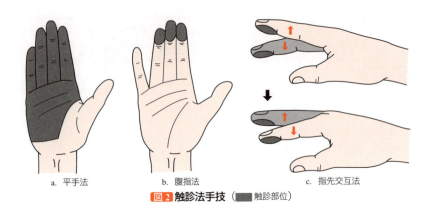

a. 平手法　　　b. 腹指法　　　c. 指先交互法

図2 触診法手技（■触診部位）

3. 触診所見の記録

触診所見は，①占拠部位（図3），②腫瘤径（最大径×その直交径），③形状（円形・楕円形・不整形），④辺縁（整・不整），⑤硬度（軟・弾性硬・硬），⑥可動性（皮膚，胸筋，胸壁への固定の有無），⑦圧痛（炎症の有無）の7つの観点から記録します．

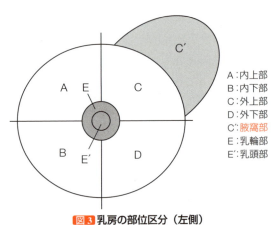

A：内上部
B：内下部
C：外上部
D：外下部
C'：腋窩部
E：乳輪部
E'：乳頭部

図3 乳房の部位区分（左側）
この表記方法以外に，10時などと時計盤表記する方法もあります．

予習をしよう（Ⅱ） ―乳房の解剖―

乳房は，乳腺実質，乳頭・乳輪，皮下脂肪，および乳腺を被う皮膚からなり（図4），成人女性の乳房は前胸壁の第2から第6肋骨の領域にあります．大部分が大胸筋上，一部が前鋸筋上に存在し，腋窩に向かう突出部分である腋窩突起（axillary tail）があります．

前胸壁の皮下組織内に存在する乳腺は，一側で12〜15個あり，それらに発した乳管が乳頭に開孔し，乳腺組織を貫通する結合織索によって位置固定がされています．皮下真皮層と浅胸筋深葉との間に張るこの結合織索は，クーパー靱帯（cooper's suspensory ligament）といわれています．

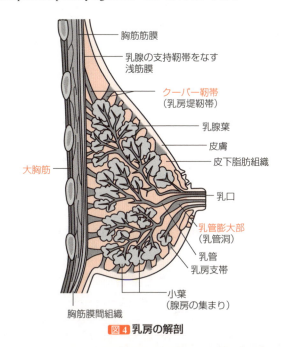

図4 乳房の解剖

実際にやってみよう ―手順の習熟―

実際の診察では1），2），3）の手順になりますが，このうち2）が乳がん触診モデル（写真1）のシミュレータを用いて行う模擬腫瘤の触診の手順です．

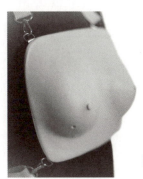

写真1 乳房の触診シミュレータ（装着タイプ）
複数の腫瘤モデルが用意されている．

1. 触診の手順

1）開始準備

　　□□　爪は適切に切り，手は温めておく．
　　□□　診察の内容をわかりやすく説明する．

- □□ 脱衣して上半身を露出してもらい，乳房を広く診察の視野におく．
- □□ 対坐位の場合は患者の正面に座り，仰臥位の場合は患者の右側に立つ．
- □□ 手指衛生を行う．
- □□ 声かけを適宜しながら診察する．

2）触診
- □□ 最初に平手法で大まかに乳腺全体を触診する．
- □□ 体位を正常位から挙上位に変更し平手法で触診する．
- □□ 触れた腫瘤病変などに対して，腹指法や指先交互法で詳細に診察する．
- □□ 乳房が大きい場合は，仰臥位になってもらい再度同様に触診する．
- □□ 得た所見を記載する．

3）診察終了
- □□ 診察の終了を患者に伝える．
- □□ 着衣してもらう．
- □□ 視診・触診で得た診察所見を説明する．
- □□ 手指衛生を行う．

2．Don't Do!

①患者さんと1対1で診察してはいけません．医師や看護師を必ず同席させます．

②診察内容を説明せず診察を始めてはいけません．

③手を温めずに診察を行ってはいけません．

④爪を伸ばしていたり，手関節などにアクセサリーをつけたままで診察してはいけません．患者さんに傷をつけてしまいます．

3．自己評価をしてみよう

項目	😄	🙂	😣
1．適切に声かけができた．	A	B	C
2．乳房診察のための適切な体位を説明できた．	A	B	C
3．乳房の触診ができた．	A	B	C
4．診察所見が記載できた．	A	B	C

4．FAQ

Q1：腫瘤と硬結はどのように違うのですか？

　A1：腫瘤は明らかな"塊"として容易に認識できるもので，硬結は境界が不明瞭で"塊"と認識できないものです．

Q2：デレ（delle：陥凹）とディンプリング（dimpling：えくぼ）の違いは何でしょうか？

　A2：デレは何もしない状態で認める皮膚の陥凹で，ディンプリングは腫瘍付近をつまむことによって生じる皮膚陥凹のことです．

さて復習　—臨床にふれる—

1. 乳腺の疾患
1）良性の乳腺疾患

　乳腺炎，乳輪下膿瘍，Mondor 病，乳腺症，腫瘍，その他炎症性疾患があります．
2）悪性の乳腺疾患

　乳がん，肉腫が代表的なものです．

2. 乳がんの代表的視診・触診所見
1）視診

　デレ，ディンブリング，単孔性の乳頭血性分泌，皮膚の浮腫，乳頭陥凹，皮膚潰瘍，皮膚衛星結節などの所見があります．
2）触診

　不整形腫瘤，弾性硬，辺縁不整，境界不明瞭，胸筋・胸壁固定などの所見を確認します．

3. 診察の補助となる画像診断
1）マンモグラフィ
2）乳房超音波検査

参考文献

1）日本乳癌学会（編）：乳癌取扱い規約 第 17 版．金原出版，2012．
2）妹尾亘明，他：乳腺疾患診療マニュアル．金原出版，1994．
3）霞富士雄：乳癌の視診，触診と画像診断．外科治療 1988；59：22-32．

👍 私が消化器外科を選んだ理由

　私が消化器外科を選択した理由は，診療科で扱う疾患および疾病への興味と，選択を考えた当時の自分を取り巻く事情との複合的なものであったと思います．当時は，医学部卒業後すぐに入局することになっていましたので，進路は大学 4 年生頃から学外も含めていろいろと考えていました．そして 6 年生になるころには，消化器外科を選択することを決めました．おもな理由を振り返ってみますと，第一は消化器外科が人の生死に直接かかわる Major 診療科であることです．疾病に苦しむ人を助けることのできる仕事をしたいと思っていましたので，臓器移植や癌手術などの外科治療は，重病の患者さんと直接向き合い，自らが直接介入，治療ができる点で大きな魅力がありました．第二の理由は，肝臓や膵臓などの様々な代謝機能を有する "ブラックボックス" ともいえる臓器，疾病により興味があったことです．そして，消化器外科を扱う当時の第一外科学教室には，親しみやすく，明るくご指導いただける先生方が多い印象があったことです．海外留学も希望していたので，そのような機会がありそうであったことも理由の一つだったと思います．最終的には，他の様々な選択肢と併せ考えて，消化器外科そして第一外科学教室に，自分が成長できる，一生の価値ある仕事を行うことができる可能性を最も感じたのだと思います．今再び顧みて，消化器外科を選択して，本当によかったと思っています．外科手術で患者さんを治療できる緊張感とともにある充実感や，患者さんから感謝してもらえた際の幸福感や満足感は，言葉では説明しにくいものですが，なにものにも代え難いものです．また消化器外科にも非常に幅広い領域があり，各々で診断，治療は常に進歩し続けています．生涯学び続けることができ，自らが成長し続けることができることは，飽きることのない新鮮な毎日，人生を送ることができることにつながっています．患者さんの命や生活に直結する責任の重い仕事ですが，これからもまだまだよりよい外科技術，より深い知識を身につけて，できる限りの貢献をしたいと思います．

（消化器・総合外科学講座教授　庄　雅之）

第4章　診察編

6 浮腫の診察
―むくみを診るコツ―

赤井靖宏

本手技の臨床目的

浮腫の診察は，体液量を評価するための，また血管やリンパなど脈管系の異常や内分泌系の異常を評価するための重要な臨床手技である．

手技実習到達目標

□浮腫の機序が説明できる．
□浮腫の評価に適する部位を説明できる．
□浮腫の有無を評価できる．
□浮腫の程度を評価できる．
□圧痕性浮腫と非圧痕性浮腫の違いが説明できる．

予習をしよう　―浮腫の生理学―

浮腫は，血管外やリンパ管外の組織間隙（間質）の水分量が異常に増加した状態のことです．血管内の水分量は血管内部の静水圧と膠質浸透圧とのバランスによって決まるため，血管内静水圧が増加した状態（心不全や血流障害など）や膠質浸透圧が低下した状態（ネフローゼ症候群などに伴う低アルブミン血症など）では，血管外水分が増加して浮腫が発生します．また，毛細血管そのものの透過性が亢進した場合にも浮腫が起こります．

浮腫の診断は，体液量管理や脈管系などの異常を診断する上で必須の手技です．

実際にやってみよう　―浮腫判定手順―

4段階の圧痕性浮腫（pitting edema）の触診用シミュレータを，協力者の脛骨前面に巻き付けて，浮腫の有無とその程度を判定します．

1. 浮腫判定の手順

□□　手指衛生を行う．
□□　示指・中指・環指の3本（写真1），あるいは親指1本で，骨（圧痕触診用シミュレータでは下板）に接するまで圧迫します．
□□　そのままで30～60秒間押さえ続けます．
□□　指を離して，圧痕を確認します．
□□　手指衛生を行う．
□□　できた圧痕の深さを以下の4段階に従って判定し，浮腫の程度を＋などと半定量的に記録します．

> 1＋：わずかに圧痕を認める（圧痕の深さ2mm程度）
> 2＋：明らかに圧痕を認める（圧痕の深さ4mm程度）
> 3＋：静脈や骨・関節の突起部が不明瞭になる程度の浮腫（圧痕の深さ6mm程度）
> 4＋：見てすぐわかる高度な浮腫（圧痕の深さ8mm程度）

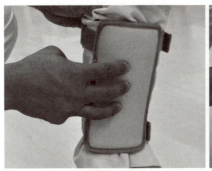
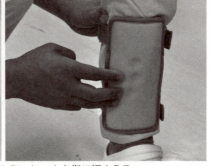

写真1 脛骨前面に装着したシミュレータを指で押さえる

2. Don't Do!
①圧迫時に患者さんが痛みを訴える場合は，それ以上圧迫してはいけません．
②圧迫時間は 30 秒未満ではいけません．浮腫の程度を適切に評価できないからです．
③皮下組織が多い部分での圧迫はしてはいけません．

3. 自己評価をしてみよう

項目	😀	🙂	😣
1. 30 秒以上の圧迫ができた．	A	B	C
2. 浮腫の有無が評価できた．	A	B	C
3. 浮腫の程度が判定できた．	A	B	C

4. FAQ
Q1：浮腫の触診部位は，脛骨前面でないとだめなのでしょうか？
　A1：一般的には脛骨前面で評価しますが，脛骨前面以外で皮下組織が少ない部位を圧迫しても評価できます．寝たきりの患者さんなどでは，下肢に浮腫がなくても，背部や仙骨部に高度の浮腫が認められることがあります．浮腫の初期には，左下腿にのみ浮腫が出現することが多く，進行すると両下腿に浮腫が広がります．また，腎臓が原因となる浮腫では比較的初期から顔面に浮腫が出現します．
Q2：浮腫の程度の判定は圧痕の深さを評価する方法だけでしょうか？
　A2：圧痕の回復具合を確認する方法 Pit Recovery Time（PRT）法もあります（コラム参照）．

さて復習 —浮腫の種類—

　浮腫は一般的には両側下肢に出現し，さらに全身に広がっていきます．片側の下肢のみの浮腫を診た場合には，静脈血栓症，外傷や手術の影響，感染症，悪性腫瘍，放射線治療後などを疑います．浮腫には，指の圧迫によって圧痕を残す圧痕性浮腫（pitting edema）と圧痕を残さない非圧痕性浮腫（non-pitting edema）があります．
1）圧痕性浮腫
　低アルブミン血症，手術によるリンパ節郭清後などのリンパ流の障害によるリンパ浮腫の初期，蜂窩織炎など局所の炎症による浮腫の初期，心不全，肝不全やネフローゼ症候群などで認められます．薬剤性や突発性浮腫も圧痕性です．健常者でも長時間の立位で下腿や足背に軽度の圧痕性浮腫が生じることがあります．
2）非圧痕性浮腫
　圧迫すると浮腫はあるが，圧痕を残さない場合をいいます．甲状腺機能低下症に伴う粘液水腫などで認められます．

参考文献

1）Orient JM：The Extremities, Sapira's Art & Science of Bedside Diagnosis. Lippincott Williams & Wilkins, Philadelphia, 2010；p483.
　＊医者なら一度は読みたい診察法の世界的名著です．
2）山澤靖宏：診察法. エルゼビアジャパン，2003；p140.
　＊写真が多くわかりやすい．日本の医療環境に則した身体診察テキストです．

Column **PRT（Pit Recovery Time）―浮腫の判定方法―**

　圧痕の深さによる浮腫判定基準は客観性にやや欠け，かつ病態を表すものではないことから，客観的で病態をより反映する方法として提唱されています．

● **PRT の測定手技**
1）脛骨前面を強く 30 秒以上圧迫します．終了直後，ストップウォッチを押します．
2）斜めから圧痕に光を当て，圧痕による影がなくなったらストップウォッチを止め時間を測定します．

● **結果の解釈**
1）PRT が長いほど浮腫の程度は高度と考えます．
2）急性の浮腫（継続期間が 3 か月未満）では，PRT は血清アルブミン値に相関するとされ，低アルブミン血症がある場合は，PRT は 40 秒未満と短くなります．
3）うっ血性心不全など，下肢の静脈圧が上昇する病態のみが関与する急性浮腫では，PRT は 40 秒以上になります．
4）血管炎や女性に多い特発性浮腫など，毛細血管の透過性が亢進して急性に浮腫が発症する場合は，血清アルブミン値が正常であれば，PRT は 40 秒以上になります．
5）慢性的に（3 か月以上）浮腫が継続する病態では PRT は 40 秒を超えて長くなります．これは，浮腫を呈した部分に線維化などが起こるためと考えられています．

（赤井靖宏）

第4章 診察編

7 肛門診察と直腸診
―指1本で行う奥の深い診察法―

山田高嗣

本手技の臨床目的
直腸診は，比較的簡単に行うことができるうえ，直腸がんやポリープ，痔，前立腺肥大などの診断にも役立つ有用性の高い診察法である．

手技実習到達目標
□肛門・直腸の解剖を説明できる．
□本手技で診断できる疾患の特徴を説明できる．
□診察体位や指診の正しい方法を身につける．
□正常の肛門直腸と病変部位の指診の違いを説明できる．
□直腸診の所見を記録することができる．

予習をしよう（Ⅰ） ―準備と診察体位―

1. 診察に必要な用具
未滅菌手袋，潤滑剤，ティッシュペーパーなどを準備します．

2. 診察の体位
診察ベッド上で患者さんの頭側を診察医師の左側にし，足を屈曲した左側臥位（図1）をとってもらうのが一般的です．これをSims位とよびます．この体位には，患者さんの羞恥心も相対的に小さく，右利きの医師が診察しやすいという利点があります．この体位がとれない場合には，膝を屈曲した仰臥位や右側臥位，腹臥位での診察を行うこともあります．

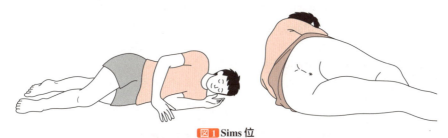

図1 Sims位
左側臥位で左下肢を伸ばし，右下肢は膝関節を少し曲げて抱え込むようにして，やや前かがみになってもらいます．

予習をしよう（Ⅱ） ―必要な解剖学の知識―

図2のように，肛門縁（anal verge）から約2 cmの高さに歯状線（dentate line）があり，ここが皮膚（扁平上皮）と腸粘膜（円柱上皮）の境界であることから，歯状線のところまでを解剖学的肛門管（anatomical anal canal）とよんでいます．歯状線は肛門乳頭（anal papilla）と陥凹を形成する肛門陰窩（anal crypt）から形成され，肛門乳頭から奥へ肛門柱（anal column）が存在しますが，肛門柱の上縁を結ぶ線をHerrmann線（anorectal junction）ともいいます．

　Herrmann 線は肛門挙筋の1つである恥骨直腸筋の付着部の上縁に相当し，これより手前は，外肛門括約筋が輪状に取り囲んでいるため，指診上は括約筋にて締められる狭い管腔が肛門管であると感じます．そのことから，肛門縁から Herrmann 線までを外科的肛門管（surgical anal canal）とよんでいます．

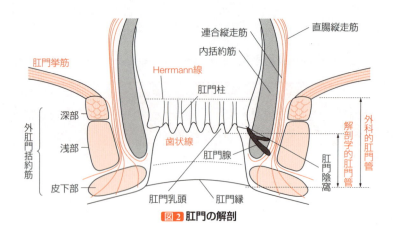

図2 肛門の解剖

実際にやってみよう　―手順の習熟―

　通常の診察では，以下のように，肛門診察，直腸診と進みます．シミュレータは直腸診用のみです．正常，直腸がん（小），直腸がん（大），ポリープ，前立腺（男性），子宮頸部（女性）のユニットがあるので，触診で違いを確認します．

1．肛門診察と直腸診の手順

1）肛門診察
- □□　肛門診察と直腸診の目的を患者に説明する．
- □□　直腸診の方法の概略を患者に説明し，理解したことを確認し，承諾を得る．
- □□　看護師（または他の医療職）が同席していることを確認する．
- □□　患者に適切な体位（左側臥位など）になってもらう．
- □□　直腸診に必要な部位以外はバスタオルで覆う．
- □□　手指衛生を行ってから，両手もしくは右（左）手に未滅菌手袋をたるみなく着用する．
- □□　左手で右臀部を持ち上げるか看護師に引っ張ってもらって，肛門部の視野を十分展開する．
- □□　肛門周囲を視診する（発赤・ただれ・潰瘍・脱肛・瘻孔・痔核など）．
- □□　肛門周囲を触診することを患者に伝える．
- □□　肛門周囲を触診して，熱感・波動・硬結・圧痛などを確認する．
- □□　診察所見を記録する．

2）直腸診
- □□　右示指に潤滑剤（キシロカインゼリーなど）を塗布する（**写真1**）．
- □□　右示指を肛門周囲の皮膚の上を滑らすように静かにゆっくりと，肛門内に挿入する（**写真2**）．
- □□　奥まで挿入して，示指を回転させ，直腸粘膜の全周を示指の腹側で丁寧に触知する．
- □□　少しずつ抜きながら直腸下部から肛門管に隆起性の病変や痛みがないか確認する．
- □□　示指を肛門から抜去し，指先に付着した便の性状を観察する．
- □□　肛門周囲を清拭して，診察を終了する．
- □□　糞便，体液による汚染防止に留意し，使用後の用具は感染性廃棄物入れに廃棄する．
- □□　手袋を外し，手指衛生を行う．
- □□　診察所見を記載する（図3）．

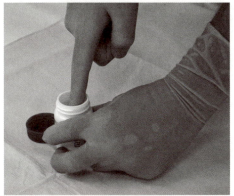
写真1 潤滑剤の利用

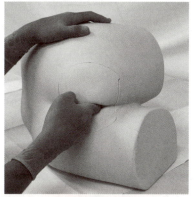
写真2 直腸診の様子

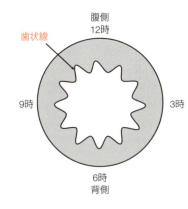
図3 肛門診察所見の記載法
患者さんを仰向けにして肛門を観察した状態での患者さんの腹側を12時，背側を6時，患者さんにとって左側（診察医師にとって右側）を3時，その対側を9時としたアナログ式時計の時刻で位置を表記します．また，肛門縁からのおおよその距離も記載します．

2. Don't Do!

①男性医師の場合，女性の医師や看護師の立ち会いなく女性患者を診察してはいけません．
②長時間の診察はいけません．苦痛を与えます．
③直腸診で過度の痛みを与えてはいけません．
④声かけをせずに，いきなり肛門を触るなどして，緊張を与えてはいけません．

3. 自己評価をしてみよう

項目	😀	🙂	😟
1. 肛門の解剖を正しく説明できた．	A	B	C
2. 診察に適切な体位を説明できた．	A	B	C
3. 肛門診察ができた．	A	B	C
4. 直腸診で疾患の鑑別ができた．	A	B	C

4. FAQ

Q1：看護師（または他の医療職）を必ず同席させる必要があるのでしょうか？
　A1：肛門・直腸診の検査手技が，他の検査と大きく異なる点は，患者さんが羞恥心や痛みに対する恐怖をもつということです．可能であれば看護師に介助をしてもらうのがよいと考えます．特に，男性医師が女性患者さんを診察する場合，女性の医師や看護師に立ち会ってもらう必要があります．
Q2：痛みに対する恐怖などで体を硬直させていることが多いように思いますが，どんな対応をすればよいでしょうか？
　A2：羞恥心や痛みに対する恐怖で体を硬直させていることが少なくありません．不安を和らげるために，

触れる前には，必ず「今から触りますよ」と患者さんにやさしく声をかけ，ゆっくりした診察態度をとることが大切です．患者さんに口を開けて「はぁ～」と溜息をついてもらうと，力が抜けて挿入しやすくなります．

Q3：直腸診では示指を「奥まで」入れるとの記述があります．どの程度が「奥」なのでしょうか？

A3：診察者の示指の届く範囲での一番深い場所ということになりますが，指の長さにも個人差がありますし，骨盤の大きさ，肛門の位置などによっても，指の届く範囲はさまざまです．無理して奥まで指を入れようとすると，患者さんに苦痛を与えてしまうこともあるので，指を押し込みすぎない深さでの診察を心がけます．指の届かない範囲は，直腸鏡や下部消化管内視鏡でしか診られないことも患者さんに説明しておきます．

さて復習　―臨床にふれる―

直腸診から得られる所見として，以下の所見があります．

1．腫瘍性病変を触れたとき

直腸診で腫瘍性病変を触れたときには，その硬さ，大きさ（母指頭大，鶉卵大，鶏卵大，ピンポン大），可動性（よく動く，動かない），表面の凹凸（ザラザラ，ツルツル），辺縁（境界）の状態（はっきりしている，わかりにくい），周堤（周りが盛り上がり，中心部分がくぼむ）の有無などを確認します．

直腸の前面（腹側）には男性では前立腺，女性では子宮頚部が存在し，直腸がんや粘膜下腫瘍のように触れることがあるため，注意が必要です．

2．手袋に血液が付着していたとき

付着した血液の色調や性状により，鑑別すべき疾患が異なります．鮮血（真っ赤）の場合は，内・外痔核（いぼ痔），裂肛（切れ痔）や直腸がん，憩室からの出血が考えられ，暗赤色の場合は，指の届く部位よりさらに奥の直腸や結腸のがんなどからの出血が考えられます．また，粘血便の場合は炎症性腸疾患なども考えられます．いずれにしても肛門・直腸診で血液の付着があり，かつ肛門に病変が認められない場合は，さらに詳しい検査として下部消化管内視鏡などで奥の腸を検索する必要があります．

参考文献

1）特集：肛門疾患のすべて．消化器外科 2016；39（11）．
2）特集：肛門疾患の治療．外科治療 1993；68（2）．
3）特集：肛門疾患診療の実際．臨床外科 1992；47（7）．

第5章　処置編

1　皮膚縫合・結紮手技・抜糸
―緩まず，しっかり，きれいに縫う―

山田高嗣・庄　雅之

手技実習到達目標
□持針器，クーパー，鑷子の名称を説明できる．
□縫合糸について分類と特徴を説明できる．
□持針器，クーパー，鑷子を正しく把持できる．
□シミュレータで縫合と結紮ができる．
□クーパーで正しく抜糸できる．

予習をしよう　―皮膚縫合と結紮手技と抜糸のための基礎知識―

1. 使用する道具と正しい持ち方

1) 持針器（じしんき）

(1) マチュー（図1）：先端が太く把持力が強いため，大きく太い針を把持することができ，皮膚や筋膜のような強い組織を縫合するときに使用します．針を離すときには，柄を握りこむと，ラチェット（爪）が外れます．

(2) ヘガール（図2）：マチューに比べて先端が細く把持力も弱いため，小さく細い針を把持するときに使用します．柔らかい皮膚の表面や薄い筋膜の縫合，腸管吻合などに使用します．リングに母指（第一関節全部は入れません）と薬指を入れ，指示と中指は柄に添えて安定させます．針を離すときには，柄を握ると同時に母指と薬指をずらすと，ラチェット（爪）が外れます．

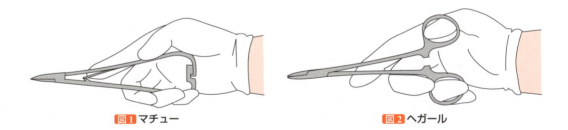

図1　マチュー　　　図2　ヘガール

2) ハサミ

(1) クーパー（図3）：一般的に弯曲しているハサミをクーパーといいます．クーパーで切るのは原則として糸であり，「糸切りバサミ」ともよばれます．

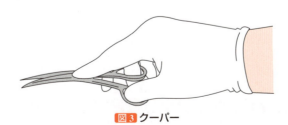

図3　クーパー

117

（2）メッツェンバウム：クーパーよりも先端が細いハサミで，メッツェンは柔らかく繊細な組織の剥離や切離などに使用します．

3）鑷子（せっし）

（1）有鉤鑷子（図4）：皮膚や筋膜のような強い組織を把持するときに使用します．先端に滑りを防ぐための鉤があり，「鉤ピン」ともよばれます．強い把持力で組織を損傷するため，体内の弱い組織を把持するときには使用してはいけません．

（2）無鉤鑷子（図5）：体表（皮膚や筋膜）を除いて，体内の組織を把持するのに使用します．

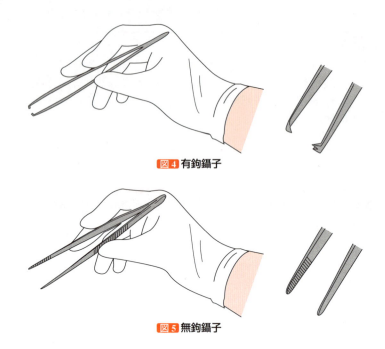

図4 有鉤鑷子

図5 無鉤鑷子

4）縫合糸

縫合糸は，①吸収性，②素材，③編み糸か否かで分類されます．吸収糸と非吸収糸があり，それぞれに天然糸と合成糸，ブレイド（編み糸）とモノフィラメント（単一糸）があります．

（1）吸収糸：天然糸の腸線（catgut），合成糸のポリグルコール系糸，ポリグラクチン系糸，ポリディオキサノン糸などがあります．吸収糸は一定期間は強い張力を保ち，最終的に吸収されるため，顔の外傷などに使われます．

（2）非吸収糸：天然糸の絹糸（silk），合成糸のナイロン糸，ポリプロピレン糸などがあります．非吸収糸は何回も結ばないと緩んでしまうという欠点がありますが，抗張力が大きく，組織反応も少ないため，血管外科では頻用されます．

（3）ブレイド（編み糸）はしなやかで，縫いやすく，強く縛れます．一方，モノフィラメント（単一糸）は感染に強く，糸を通すときに組織を傷つけにくい特性があります．

（4）糸の太さ：1-0，2-0，3-0，4-0，5-0…とあり，0の前の数が増えるにしたがって，糸は細くなります．

2. 縫合

1）縫合針の持ち方（図6）

　持針器で縫合針を持つ場所は，縫合針の糸側（針先と反対側）の端から少し針先寄りが最もよい部分（holding point）です．端すぎると針に力が伝わりにくく，折れてしまうことがあります．また，縫合針の中央付近だと，針先までの距離が短くなり，回転させたときに創部から針先が出てこないことになります．持針器は針に対して垂直に保持します．

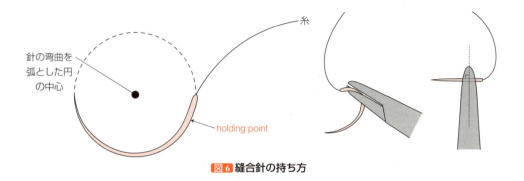

図6 縫合針の持ち方

2）持針器の動かし方

（1）針の弯曲を弧とした円の中心を軸に回転させます．持針器の holding point を中心に回転させると，針が曲がるとともに組織内部では損傷が起こります．

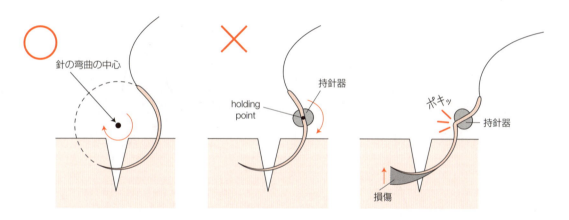

（2）持針器の回転軸と前腕の長軸を一致させて手首を回転させます．

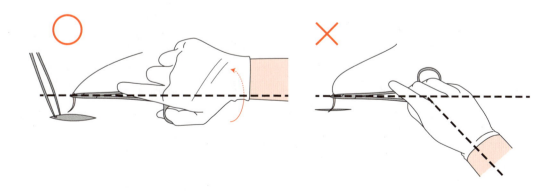

3. 結紮（器械結び）の方法 ―術者が右利きの場合―

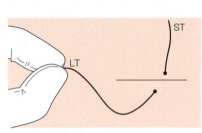

①左手で長糸 Long Tail（以下 LT）を持つ．反対側の短糸 Short Tail（ST）は自由端末．

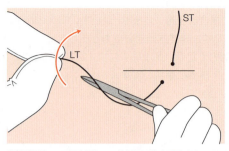

②持針器をLTの下を通して，持針器の先を時計方向に回して糸を巻き取ります．

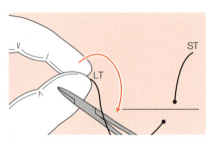

③LT 自身も同じ方向に回します．持針器の先をできるだけ小さく回します．

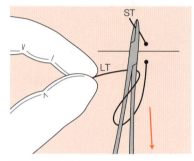

④ST のできるだけ先端を把持します．

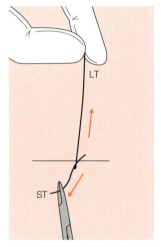

⑤ST を把持した持針器を手前に引いて，左手の LT を奥にして 180 度の角度で締めます．

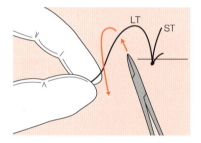

⑥次に，LT の下に持針器を通して，持針器の先を反時計方向に回して糸を巻き取ります．同時に LT も同方向に回します．

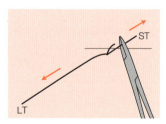

⑦ST の先端を把持して，持針器で ST を向こう側に引いて糸を締めます．2 回結んだことになります．

4. 抜糸

1) 糸の周辺を消毒し，血液や凝固物（かさぶた）などを取り除き，結紮糸の2本ある糸の切れ端のうちの一方の端を，鑷子でつまんで軽く持ち上げます．
2) 周辺の組織（皮膚など）をハサミで押し下げて，埋没していた糸の一部を露出させます．
3) 結紮点から皮膚までの距離が短い方の糸を切離し，糸を引き抜くと，汚染された部分が皮下を通さずに抜糸できます．

実際にやってみよう ―縫合手術評価シュミレータを使う―

1. 縫合と結紮

自分の縫合・結紮の状態を評価シミュレータで測定してましょう．100点満点で評価されます．

1) 下図のように傷口に対して3針の縫合をしてください．1針につき3回の結紮をして下さい．
2) 評価項目
   - ①縫合に要した時間
   - ②皮膚に加わった力
   - ③結紮力（皮膚の変形）
   - ④縫合間隔
   - ⑤縫合幅（左右の均等）
   - ⑥創離開（傷口面積）
3) 何度も練習し過去の点数と比較することでラーニングカーブがわかり上達度が確認できます．

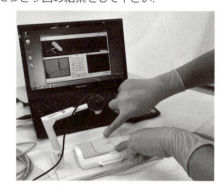

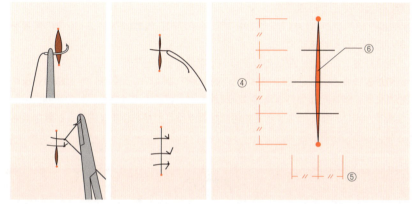

結紮が強すぎるとシリコンが裂け，⑤の縫合幅が均一にならないため点数が低くなります．3針とも⑤の縫合の幅を一定にするようにしてください．最初は時間よりも，縫合・結紮の正確さを重視してください．

2. 評価

試行	測定結果 1回目	測定結果 2回目	反省点
1	/100	/100	
2	/100	/100	
3	/100	/100	
4	/100	/100	
5	/100	/100	

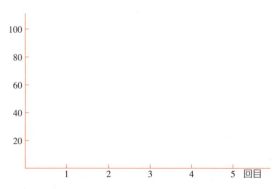

点数をプロットしてラーニングカーブを描き，自分の技術力の向上を確認しよう．

3. Don't Do!

①針先を皮膚に対して斜めに刺入してはいけません.

②持針器の holding point を中心に回転させてはいけません.

③手首を回転させずに針を出そうとしてはいけません.

④皮膚の下で，針をこねるように動かしてはいけません.

⑤糸の幅，間隔などをバラバラにしてはいけません.

4. FAQ

Q1：皮膚縫合にはどのような種類がありますか？

　A1：1 針ずつ縫合結紮する．例示した結節縫合が最も標準的な方法です．同じ 1 針ずつでも垂直マットレス縫合という方法もあります．また，連続縫合（単純連続縫合・連続かがり縫合・連続内皮縫合）や皮下埋没縫合，真皮縫合とよばれる方法もあります.

Q2：糸の幅や間隔を一定にするにはどうしたらいいですか？

　A2：まず，創の大きさから，何針で縫合するかを予測します．幅と間隔は，創縁を鑷子で把持しながら，針の深さと方向を確認しながら縫合すれば揃ってきます.

Q3：糸が緩んでしまうのはどうしてですか？

　A3：一番の理由は，結紮点がねじれているからです．糸がねじれない方向に 180 度の緊張をかけて引き合うと，糸が締まってくれます.

Q4：結紮すると組織が傷ついたり，裂けたりするのですが，どうしてでしょうか？

　A4：縫合で組織が傷つくということは，針の遠位側（糸のついている部分）を組織から抜く時に切れていると思われます．針を組織から抜く時は，無理に引っ張るのではなく，針の弯曲に沿って，弧を描くようにします．また，強く締めすぎても組織が裂けることがありますので，適度な緊張をかけつつ，締めすぎないように注意します.

参考文献

1）浅尾高行：らくらくマスター外科基本手技．中外医学社，2010.

2）畑　啓昭編：外科の基本〜手術前後の患者さんを診る〜．レジデントノート増刊 2013；14.

第5章 処置編

2 泌尿器科手技
―前立腺の触診と導尿の基礎―

鳥本一匡・藤本清秀

本手技の臨床目的
前立腺の触診は前立腺肥大，前立腺炎，または前立腺癌の診断に役立つ．導尿は，尿を自然排泄できない病的状態や，検査のため膀胱から尿を直接採取したいときなどに必要となる．

手技実習到達目標
□男性と女性それぞれの下部尿路解剖の特徴を説明できる．
□前立腺触診で触れた前立腺の大きさを表現できる．
□前立腺触診で触れた前立腺の性状を表現できる．
□男性の尿道を伸展して，抵抗なくカテーテルを挿入できる．
□女性の外尿道口を正しく視認して，カテーテルを挿入できる．

予習をしよう（Ⅰ）―手技に必要な道具―

　診察者が患者さんの直腸から指を挿入して前立腺に間接的に触れる前立腺触診も，膀胱内にカテーテルを挿入する導尿手技も，感染を防ぐために手袋などで手指を保護する必要があります．また，触診指やカテーテルが滑らかに挿入できるよう潤滑剤を使います．

1. 前立腺触診
　使い捨ての手袋または指嚢（しのう）を用います．潤滑剤にはゼリー・ワセリン・オリブ油などを用いますが，麻酔成分を含む必要はありません．

2. 導尿のための器具
1）カテーテル
　単回導尿には，通常，ディスポカテーテルを用います．たとえば，ネラトンカテーテルがあります（写真1）．成人男性には一般的に12 Fr（French）の太さを用います．Frはカテーテルの外径の単位で，1 Fr＝1/3 mm で

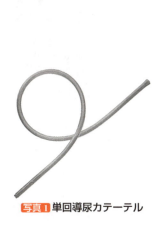

写真1 単回導尿カテーテル

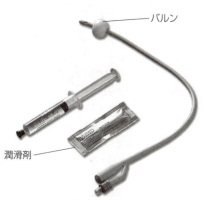

写真2 持続導尿カテーテル
写真提供：メディコン

123

す．成人女性には 12 または 14 Fr，幼児および学童には 8 または 10 Fr を用います．
　一方，持続導尿には尿道留置カテーテルを，通常フォーリーカテーテルを用います．フォーリーはネラトンの名称と同じく開発した医師の名前に由来し，写真2 のような形状の経尿道的に膀胱に留置するカテーテルについた名称です．単回導尿のときより太めの，成人には 14 または 16 Fr を用います．膀胱内にカテーテルの先端を固定するために，カテーテルを膀胱内に挿入後，反対側の端の注入口から注射器で蒸留水 10 mL 程度を注入して，バルンを膨らませます．生理食塩水を使用すると溶質が析出して，カテーテルが閉塞する危険があります．

2）手袋
　未滅菌手袋を使用する場合は，必ず鑷子（せっし：ピンセット）を使用して尿道に挿入するカテーテルの汚染を防ぎます．滅菌手袋を使用する場合でも，鑷子を用いるとカテーテルを挿入しやすくなります．

3）潤滑剤
　ゼリーまたはオリブ油を使用します．リドカイン含有ゼリーを使用してもよいですが，まれにアナフィラキシーショックが起こることがあるため要注意です．

4）消毒剤
　外尿道口を消毒する場合は，ポビドンヨードやベンザルコニウム塩化物など粘膜に使用できる薬剤を使います．

予習をしよう（Ⅱ）―必要な下部尿路解剖の知識―

前立腺触診，導尿に必要な解剖（図1）の知識を整理しておきます．

1. 男性
　膀胱底部は精嚢および射精管に接し，膀胱頚部は前立腺と密着しています．前立腺触診では直腸から指を挿入し，直腸壁を介して前立腺を間接的に触知します．前立腺は中心溝（中央のくぼみ）で左葉と右葉に分けられます．尿道は，尿生殖隔膜より膀胱側が後部尿道，末梢側が前部尿道とよばれ，全長約 15〜20 cm です．後部尿道は前立腺部と外尿道括約筋を通過する尿道膜様部からなり，前部尿道は海綿体部ともよばれ，尿道振子部と尿道球部とに分けられます．

2. 女性
　膀胱底部は腟前壁に接し，膀胱上面は子宮体の前面に接しています．尿道は約 4 cm と短く，男性の後部尿道に相当します．

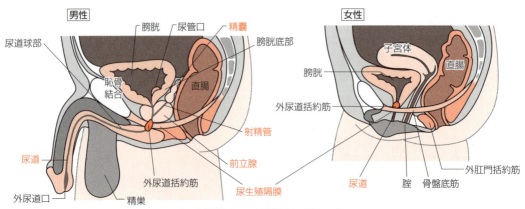

図1 骨盤臓器および外性器の男女の違い

実際にやってみよう ―手順の習熟―

　下部尿路の解剖を思い浮かべながら，前立腺触診シミュレータ（写真3）を用いて前立腺の大きさや硬さなどの性状の手触りの感覚を覚えます．また，導尿シミュレータを用いて，尿道にカテーテルを手際よく挿入し，膀胱内の尿（実際には着色した水）を排出させます．

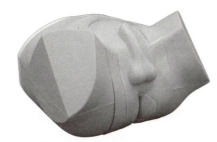

写真3 前立腺触診シミュレータ

1. 前立腺触診

1) 準備（実際の診察場面）
- □□ 患者に，仰臥位で，両膝および股関節を屈曲して両下肢を体幹腹側で保持する姿勢（砕石位）を指示する．
- □□ 右手に手袋を着用する．
- □□ 示指に十分に潤滑剤をつける．
- □□ 検者は，被験者の右側に位置する．

2) 触診
- □□ 肛門に潤滑剤を塗布してから，ゆっくりと示指を挿入する．
- □□ 肛門管（第4章7の図2）の緊張と反射をみる．
- □□ 示指を奥へ進めて，腹側に前立腺を触知する（図2）．
- □□ 前立腺の辺縁を触知して大きさと性状を確認する．
- □□ 前立腺全体を圧迫しながら触知して，硬結と圧痛の有無を確認する．

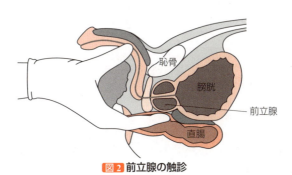

図2 前立腺の触診

2. 男性の導尿（単回導尿で，検者が右利きの場合）

1) 準備（実際の診察場面）
- □□ 本人確認のためという目的を告げ，患者に姓名を名乗ってもらう．
- □□ 導尿に関して説明して同意を得る．
- □□ プライバシーの確保のため周囲をカーテンなどで閉鎖する．
- □□ 手指衛生をして，両手に手袋を着用する．
- □□ 患者を仰臥位とする．
- □□ 介助者に指示して患者の陰部を露出させる．患者の羞恥心を最小限にするためバスタオルなどで不要な露出面を覆う．

2）カテーテルの挿入
- □□ 検者は，患者の右側に位置する．
- □□ 左手中指と環指の間で亀頭冠状溝を挟んで垂直に陰茎を持ち上げる（尿道を可能な限り「まっすぐ」にして，適度な緊張をもたせる）．
- □□ 左手母指と示指とで外尿道口を開く．
- □□ 外尿道口周囲の汚れを右手で水道水または生理食塩水で濡らした綿球またはガーゼで除去した上で，外尿道口から周囲へ向かって亀頭部を消毒剤で浸した綿球で消毒する．
- □□ 右手または鑷子を持った右手で，清潔包装の中からカテーテルを取り上げる．
- □□ カテーテルの先端から適切な範囲に潤滑剤を塗布する．
- □□ カテーテルの先端が汚染されないように注意しつつ，左手で陰茎を適切な位置に保ちながら，右手または右手に持った鑷子でカテーテルを把持して挿入する．
- □□ 外尿道括約筋および膀胱頚部で軽い抵抗があるが，さらにカテーテルを進めると膀胱内に入り，尿がカテーテルから自然に流れて出てくる（図3）．尿道長は 15〜20 cm でネラトンカテーテル 33 cm を用いる場合，先端が膀胱に到達するには約 10 cm を残すところまで進めることになる．

3）終了
- □□ 使用した消毒綿球や手袋などを感染性廃棄物として処理する．
- □□ 操作終了後に手指衛生をする．

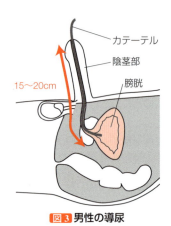

図3 男性の導尿

3．女性の導尿（単回導尿，施行者が右利き）

1）準備
- □□ 男性の導尿の場合と同じ

2）カテーテルの挿入
- □□ 検者は，患者の右側に位置する．
- □□ 左手の母指と示指で小陰唇を開いて，外尿道口を確認する（図4）．
- □□ 右手で外尿道口周囲の汚れを除去した上で，外尿道口から周囲へ向かって消毒する．
- □□ カテーテルの先端から適切な範囲に潤滑剤を塗布する．
- □□ カテーテルの先端が汚染されないように注意しつつ，右手でカテーテルを把持して挿入する．
- □□ 尿道長は約 4 cm であり，カテーテル先端は膀胱へ容易に到達する．尿が排出されないとき，誤って腟へ挿入していないかを確認する．

3）終了

□□ 男性の導尿の場合と同じ．

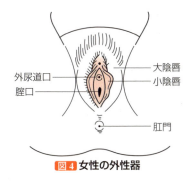

図4 女性の外性器

4. Don't Do!

①前立腺触診または導尿についての説明も同意もなしに，いきなり手技を始めてはいけません．
②痛みを伴う肛門疾患が疑われる場合，前立腺触診を無理にしてはいけません．
③尿道にカテーテルを挿入したときに，強い抵抗のための進められない場合や患者さんの苦痛が強い場合には，導尿を無理に続けてはいけません．
④女性患者さんの導尿は男性医師のみで行ってはいけません．女性の医師か看護師の立ち合いが必要です．
⑤急性前立腺炎の患者さんでは，前立腺触診で前立腺を過剰に圧迫してはいけません．強い痛みを与え，原因菌を血中に移行させることにつながります．

5. 自己評価をしてみよう

項目	😀	😐	😢
1. 前立腺の大きさ（後述）を正しく表現できた．	A	B	C
2. 前立腺がんを疑う硬結を確認できた．	A	B	C
3. 男性の導尿を円滑に行うことができた．	A	B	C
4. 女性の外尿道口を確認できた．	A	B	C

6. FAQ

Q1：前立腺触診を左手または示指以外で行ってもよいですか？
　A1：左手で行ってもかまいません．指先の感覚が優れている方を使うべきです．しかし，多くの診察室では医師は患者さんの右側に位置するようにベッドその他が配置されているため，右手を使うことに慣れる努力は必要です．また，示指を使う理由は，指先の感覚が最も敏感であること，隣接する母指との間に距離があり，かつ中指は十分に折りたためるため，示指の長さを最大限に生かせるからです．
Q2：導尿の際に，尿道内に潤滑剤を注入することはありますか？
　A2：尿道内に潤滑剤を注入してもよいですが，挿入に伴う抵抗はほとんど減少しません．多くの場合，強い抵抗は前立腺肥大など病的に尿道が狭いことに起因しますので，泌尿器科専門医に相談すべきです．
Q3：導尿により，尿路感染（膀胱炎など）が起こらないでしょうか？
　A3：適切な手技で行われた導尿で尿路感染が起こることはまれです．

さて復習 —臨床にふれる—

1. 前立腺触診から推測できる前立腺疾患

正常の前立腺の大きさはクルミ大，硬さは弾性硬で，中心溝を触れることができ，辺縁を認識できます．前立腺の硬さの目安は，図5のように握ったときの手の部位の硬さが参考になります．

1) 前立腺肥大（benign prostate hyperplasia：BPH）

前立腺が肥大すると，尿の勢いが弱い，尿意をがまんできないなどさまざまな下部尿路症状が現れます．触診での大きさは鶏卵大，鵞卵大，リンゴ大などと大きく，正常よりやや硬いことがあります．中心溝も消失することがありますが，辺縁は認識できます．

2) 前立腺がん（prostate cancer）

がんが前立腺の背側（直腸側）にある場合で，ある程度の大きさがあると石様硬として触れ，中心溝も消失することがあります．がんが進行して周囲へ浸潤すると，辺縁を認識できません．

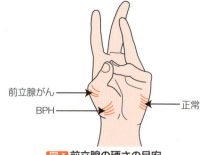

図5 前立腺の硬さの目安

3) 前立腺炎（prostatitis）

急性前立腺炎は細菌感染により起こり，発熱と強い下部尿路症状（排尿困難，排尿痛など）を伴い，前立腺触診で強い圧痛を認めます．慢性前立腺炎は細菌などが原因ですが，急性前立腺炎に比べて臨床症状と前立腺の圧痛はともに弱いことが特徴です．

2. 導尿を必要とする病態や疾患

排尿筋収縮が高度に低下したとき（腰髄損傷，糖尿病性末梢神経障害など），膀胱出口部が高度に閉塞したとき（前立腺肥大症など），排尿筋収縮と尿道弛緩が適正に協調しないとき（頚髄損傷など）には，排尿できないためカテーテルを用いて排尿させる必要があります．

参考文献

1) 公益社団法人医療系大学間共用試験実施評価機構：診療参加型臨床実習に参加する受験生に必要とされる技能と態度に関する学習・評価項目（第3.1版）．2017.
2) 奥山明彦（編）：TEXT 泌尿器科学 第3版．南山堂，2005.
3) 伊藤　隆：解剖学講義 改訂3版．南山堂，2012.

第5章 処置編

3 IVR：Interventional Radiology
―画像ガイド下で行う低侵襲治療―

市橋成夫・吉川公彦

本手技の臨床目的
X線やCT，超音波などの画像診断装置で体の中を透かして見ながら，カテーテルやステントなどを目的血管まで到達させて行う低侵襲性治療がIVRである．

手技実習到達目標
- □放射線防護三原則を説明できる．
- □IVRの臨床応用を説明できる．
- □超音波ガイド下で動脈穿刺ができる．
- □カテーテルを穿刺側と反対側の大腿動脈まで進めることができる．
- □カテーテルを総肝動脈まで進めることができる．

予習をしよう（Ⅰ）―IVRのための基礎知識―

IVRを行うためには，安全かつ確実に血管を穿刺する技術と，ガイドワイヤーやカテーテルの基本的な操作法の習熟が必要です．また，対象血管の走行や分岐などについての知識も求められます．

1．IVRに必要な器具
1）穿刺針
　内筒と外筒とからなります（写真1）．内筒は金属針で，外筒を付けた状態で血管穿刺するためのものです．血液の逆流（逆血）を確認したのち内筒を抜去すると，外筒だけが血管内に残ります．外筒は中空のプラスチック製の筒で，ガイドワイヤーの進入路になります．

2）ガイドワイヤー
　親水性コーティングが施された直径約1mm弱の細長いワイヤーです（写真2）．外筒から血管内に入れて，

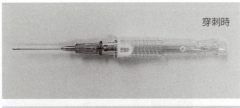
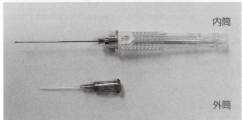

写真1 穿刺針
内筒と外筒から構成されています．外筒を留置し，内筒を抜去します．

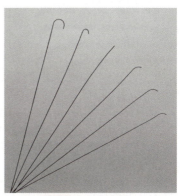

写真2 ガイドワイヤー

目的の血管まで到達させます．先端を柔らかく滑りのよいものにして，血管壁の損傷リスクを軽減させるとともに，走行血管から分岐する血管への挿入を容易にしています．ガイドワイヤーを入れると，穿刺針の外筒をガイドワイヤーの開放端から抜去して，かわりにシース（下記）を留置します．

3) シース

中空になったポリエチレン製の器具で，穿刺のあと最初に血管内に留置します．カテーテルやステントなどを血管に挿入する際の入り口になります．ガイドワイヤーの開放端からそれに沿ってシースを血管内に入れ，穿刺部位に留置します（図1）．シースの留置は次で述べるカテーテルの操作性を向上させ，かつカテーテルの交換も容易にします．

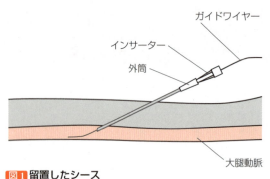

図1 留置したシース
インサーターと外筒から構成されていて，外筒の末端に一方向弁があり逆血を防いでいます．

4) カテーテル

中空構造のカテーテルを，ガイドワイヤーの開放端から，シースを通過させて血管内に挿入し，ガイドワイヤーに追従させて目的部位に到達します．そこで，造影剤や治療薬剤を流したり，ステントを留置するなど，診断や治療を行います．標準的なカテーテルはポリウレタンなど人工樹脂製で，放射線不透過性に作られており，X線透視下で視認できます．カテーテル内の血液凝固を防ぐために，カテーテルの内腔は頻回に生理食塩水でフラッシュする（洗い流す）必要があります．カテーテルから造影剤を断続的に流すことによって，選択した血管解剖を確認します．

カテーテルは目的に応じてさまざまな形状のものが開発されています（写真3）．たとえば，アングル型（multipurpose型）は動脈の閉塞突破用，ピッグテール（多孔型）は大動脈造影用，RH，RLG，RC2，コブラ型などは大動脈の分枝選択用などです．

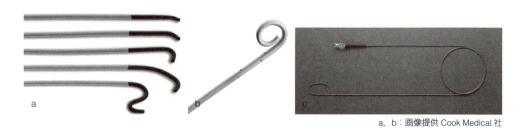

写真3 さまざまな種類のカテーテル
a：アングル型，b：多孔型，c：RHカテーテル
a, b：画像提供 Cook Medical 社

2. 血管穿刺の方法

脈拍が触れにくい血管でも，エコーガイド下なら安全かつ確実に穿刺できます．たとえば，鎖骨下静脈穿刺では針先をエコーでモニターすることで，誤穿刺から生じる気胸を回避できます．

エコーガイド下穿刺には短軸穿刺と長軸穿刺があります（写真4）．短軸穿刺は血管の走行に対して垂直方

向に穿刺する方法で，針と血管全周の位置関係がわかりやすいという長所がある一方で，針の全体像がわかりにくい，また針先端を確認するために頻回にエコープローブ（第3章6の写真1）を位置調整する必要があるという短所があります．これに対し長軸穿刺は，血管走行に沿って斜めから針を穿刺する方法で，長所は針の全体像や先端位置がわかりやすいこと，頻回にエコープローブを動かす必要がないこと，短所は針と血管側壁の関係がわかりにくいことなどです．

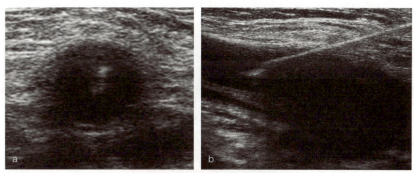

写真4 エコーガイド下血管穿刺法
a：短軸穿刺，b：長軸穿刺

予習をしよう（Ⅱ） ―必要な血管解剖の知識―

IVRは血管の走行，分岐，支配領域などに関する知識が求められます．ここでは，IVR治療の頻度が高い腹部血管と，近年増加している閉塞性動脈硬化症のIVR治療に必要な下肢動脈の解剖とを取り上げます．

1. 腹部の血管解剖

腹部大動脈から分岐するおもな血管として（図2），腹腔動脈（celiac trunk），上腸間膜動脈（superior mesenteric artery：SMA．第12胸椎と第1腰椎の高さで分岐），腎動脈，そして下腸間膜動脈（inferior mesenteric artery：IMA．第3腰椎の高さで分岐する．この図の範囲外）があります．腹腔動脈からは総肝動脈（common hepatic artery：CHA），脾動脈（splenic artery），左胃動脈（left gastric artery：LGA）が分岐し，CHAは胃十二指腸動脈（gastroduodenal artery：GDA）と固有肝動脈（proper hepatic artery：PHA）に分岐します．

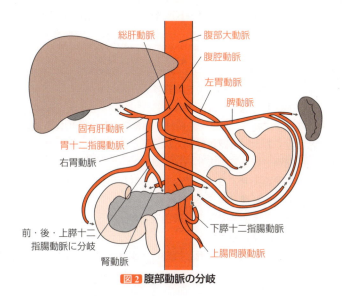

図2 腹部動脈の分岐

2. 下肢の血管解剖

腹部大動脈（abdominal aorta）は，通常，第4腰椎椎体の高さで左右の総腸骨動脈（common iliac artery：CIA）に分岐し（図3），CIA は内・外腸骨動脈（Internal and external iliac artery）に分岐します．外腸骨動脈は鼠径靱帯レベルで（浅・深）腸骨回旋動脈と下腹壁動脈を分岐して，総大腿動脈（common femoral artery：CFA）となります．総大腿動脈は膝下以遠に血流を送る浅大腿動脈（superficial femoral artery：SFA）と，大腿に血流を送る大腿深動脈（profound femoris artery）に分岐します．SFA から連続する膝窩動脈（popliteal artery）が膝下で前・後脛骨動脈（anterior and posterior tibial artery）と腓骨動脈（peroneal artery）の3本に分岐します．

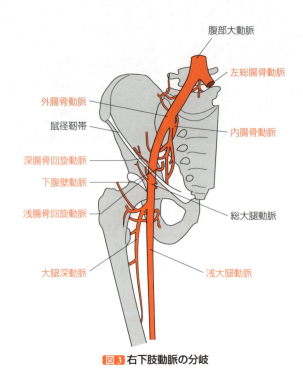

図3 右下肢動脈の分岐

実際にやってみよう ―手順の習熟―

シミュレータを用いて，右大腿動脈のエコーガイド下穿刺と，大腿動脈からのカテーテル挿入を行います．

1. 血管穿刺とカテーテルの挿入手順
1）エコーガイドを用いた血管穿刺の手順
- □□ 手指消毒を行い手袋を装着し，穿刺部位を消毒する．
- □□ 穿刺する総大腿動脈の場所を触診で確認する．
- □□ エコーのプローブを左手に持ち，エコーの長軸を血管の長軸に合わせる（長軸穿刺）．エコーの長軸を血管の短軸に合わせてもよい（短軸穿刺）．
- □□ 右手で穿刺針を目的血管を狙って刺入する（写真5）．
- □□ 目的血管と穿刺針の位置関係をエコーでモニターしながら穿刺針の位置を調整する．
- □□ エコーで描出された血管に針を穿刺する．
- □□ 血管内に穿刺針が到達すると血液の逆流（着色液）が認められる．
- □□ カテーテル挿入など一連の操作を行う．
- □□ 一連の操作終了後，穿刺針の内筒，外筒を抜去し，シャープスコンテナー（鋭利物廃棄容器）に捨てる．
- □□ 手袋を外し，手指衛生を行う．

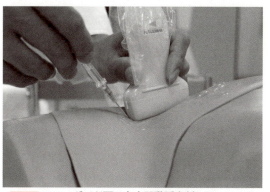

写真 5 エコーガイド下の右大腿動脈穿刺シミュレータ
拍動も触れ，模擬血液も逆流します．
※実際には手袋をします．

2) スケルトンのシミュレータ（**写真 6**）を用いて，カテーテルを穿刺部位と反対側の総大腿動脈まで進める．シースはすでにセットされている状態からカテーテルを挿入する手順を示す．実際には X 線透視下で行われる手技であり，術者と患者の放射線被曝を最少限にしなければならない．

 □□ ガイドワイヤーを腹部大動脈まで進める．
 □□ ガイドワイヤーに追従させて，カテーテル（RIM 型：下腸間膜動脈用）を進める．
 □□ カテーテルで反対側の総腸骨動脈を選択する（**写真 6**）．
 □□ ガイドワイヤーを反対側の総大腿動脈まで進める．
 □□ ガイドワイヤーに追従させて，カテーテルを反対側の総大腿動脈まで進める．

3) カテーテルの抜去と止血
 □□ ガイドワイヤーを抜去し，カテーテルを抜去する．
 □□ シースが挿入されている動脈の拍動を確認する．
 □□ シースを抜去し，直ちに動脈の拍動を感じなくなる強さで圧迫する．

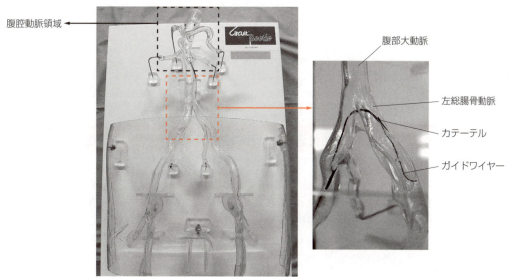

写真 6 RIM 型カテーテルによる反対側総腸骨動脈の選択
ガイドワイヤーが分岐部から数 cm 左総腸骨動脈に入り，それに追従するカテーテルが分岐部から 1 cm あたりまで進んできています．

2. Don't Do!

①針先がエコーで見えていないのに穿刺針を進めてはいけません.

②抵抗が強いときにガイドワイヤーやカテーテルを無理に進めてはいけません.

③ガイドワイヤー先端を透視範囲外で操作してはいけません.

④不必要に X 線透視や造影剤を使用してはいけません.

⑤術者の手が透視野に入ってはいけません.

3. 自己評価をしてみよう

項目	😄	🙂	😞
1. エコーでの総大腿動脈の描出ができた.	A	B	C
2. 穿刺時にエコーで針先を描出できた.	A	B	C
3. 針の中に逆血が確認できた.	A	B	C
4. カテーテルで反対側の総腸骨動脈を選択できた.	A	B	C
5. カテーテルで腹腔動脈を選択できた.	A	B	C
6. カテーテルとガイドワイヤーの抜去ができた.	A	B	C

4. FAQ

Q1：IVR 検査に伴う被曝のリスクの大きさはどの程度でしょうか？

A1：IVR は X 線透視下に治療を行うことが多く，長時間の被曝は術者，患者さんともに有害なので，不要な撮影は控えるべきです. 術者の被曝軽減三原則は，①時間（透視時間は短く），②距離（X 線管球から極力離れる：線源からの距離の 2 乗に反比例する），③遮蔽（放射線防護服やゴーグル，ネックカラーの適切な着用）に関するものです. 術者の手が透視範囲に入ることは直接被曝の原因であり，避けなければなりません.

Q2：エコーガイドで針が見えない場合はどうすればよいですか？

A2：エコーの断面と針の進む方向がずれていることが原因です. エコーは常に血管をきれいに描出した状態で，針の刺入点や進める向きを変更します.

Q3：プローブの向きがモニター上の左右どちら側に対応しているかの確認はどうすればよいでしょうか？

A3：プローブの端を軽く叩くと，モニター上で揺れが生じますので，向きがわかります.

Q4：シース抜去後の止血には一般にどの程度の時間が必要でしょうか？

A4：使用したシースの太さと患者さんの凝固能に依存しますが，通常の用手的圧迫で動脈は 10〜15 分，静脈は 2〜3 分で止血されます. また，止血部位は，皮膚の刺入点ではなく，血管の刺入点を意識して圧迫します.

さて復習 ―IVR の臨床応用―

1. 悪性腫瘍に対する IVR 治療

カテーテルを標的の悪性腫瘍の栄養血管まで進め高濃度の抗がん剤を注入して，悪性腫瘍の縮小や根治を目指します. 栄養動脈も塞栓（trans-arterial chemoembolization：TACE）すれば，治療効果が高まります. また，CT やエコーガイド下で腫瘍に針を直接刺して治療するラジオ波焼灼療法（radiofrequency ablation：RFA）も普及しています. がんに伴う痛みの緩和も IVR が得意とします. 骨転移により病的骨折が生じている場合には，CT ガイド下に骨折部を穿刺し，セメントを注入して骨を強化することで，痛みは大幅に改善されます.

2. 閉塞性動脈硬化症の血管拡張術（PTA）

動脈硬化による血管閉塞は超高齢社会，生活習慣の欧米化に伴い，増加してきています. 以前は外科的バイパス手術が第一選択でしたが，近年では IVR 治療が普及しています. 血管径の大きな腸骨動脈ではステン

トの成績は非常に良好で，バイパス手術と比較しても遜色ありません．下肢動脈の閉塞は間欠性跛行症状をきたすことが多いのですが，IVR 治療を行うことで症状は劇的に改善します．また虚血性潰瘍や壊死に対しても積極的に IVR 治療が行われていて，血流が改善し，最小限の壊死組織切除のみで下肢大切断を回避できる例が増加しています．

3. 交通事故など外傷性出血に対する IVR による止血

　交通事故では，骨盤骨折や臓器損傷などで出血性ショックに至ることがあります．救命のためには一刻も早い止血が必要です．造影 CT を行い，造影剤の血管外漏出像を見つけ，その責任血管に対し迅速な止血を行うことが救急上極めて重要です．動脈分枝の損傷ではカテーテルを挿入し塞栓を行いますが，大動脈の損傷ではカバー付きのステントを留置することで救命することが可能となりました．外傷では出血性ショックにより播種性血管内凝固症候群を合併していることもあり，手術による止血が困難なことも多いため，IVR の果たす役割は大きく，効果も絶大です．

参考文献

1) 徳嶺譲芳（著），日本医学シミュレーション学会（監）：超音波ガイド下中心静脈穿刺　インストラクターズ・ガイド．2016．http://jams.kenkyuukai.jp/images/sys%5Cinformation%5C20161107162735-AA57C5CDBF5DDDA6716B312C5B983311D72712F3F6702E5455E752152A3ACCE7.pdf

2) 飯田　修，他．間欠性跛行に対するカテーテル治療．心臓 2010；42：295-301．
https://www.jstage.jst.go.jp/article/shinzo/42/3/42_3_295/_pdf

3) 栗林幸夫，他（編）：IVR マニュアル 第 2 版．医学書院，2011．
＊さまざまな IVR 治療を網羅した 1 冊．

4) 放射線診療安全向上研究会（編）：画像診断＋IVR ヒヤリ・ハット．南江堂，2015．
＊画像診断や IVR で重大な事故に結びつくヒヤリ・ハットをまとめた 1 冊．

👍 私が放射線科を選んだ理由

　私が放射線科を選んだ理由は 2 つあります．1 つは画像診断に興味があったこと，もう 1 つは新しいことにチャレンジしてみたかったことです．

　臨床研修制度もなく，卒業時には入局先を決める必要があった当時，6 年生の臨床実習は今以上に大きな意味をもっていました．放射線科の実習を回った時に，脳神経担当の先生が脳血管造影の講義をしてくれたのですが，今は見る機会がほとんどなくなった拡大ステレオ写真は圧巻で，脳腫瘍の feeding artery と drainage vein に加えて，浮腫によって周囲の静脈が圧排されている様子が立体的に浮かび上がって見えた時の感動は今でも鮮明に覚えています．消化管造影の講義も面白く，胃二重造影の細かな読影をもとに先生が描かれるシェーマと摘出標本の酷似には何度も驚かされました．

　画像診断に興味がありましたが，診断だけではなく，漠然と治療にも携わってみたいという気持ちが強くなる中で，私が卒業する半年前に先代の放射線科教授である故打田日出夫先生が奈良医大に赴任され，先輩から新しい治療法である画像下治療（IVR）の先駆者であるとお聞きしました．もともと血管造影に興味があった私にとって，大腿動脈から全身の血管や臓器に到達して，カテーテルを使って切らずに低侵襲に治せるという触れ込みの画像下治療（IVR）は非常に魅力的で，ぜひ，この新しい治療法にチャレンジしたくて放射線科を選ぶことになりました．今になって思えばこの選択は大正解でした．

　日々進歩する医療界の中で，放射線科領域は特にその変化と発展が目覚ましく，中でも画像診断，画像下治療（IVR）に関して，その重要性は増すばかりです．今後も「画像診断から画像下治療（IVR）」を基本理念として，外来・病棟を有し，他科の先生方と連携してハイレベルの教育・診療・研究にあたっていきたいと思います．

（放射線医学講座教授　吉川公彦）

第5章 処置編

4 腹腔鏡下縫合結紮手技
―ハンド・アイコーディネーション―

新納恵美子・小林 浩

本手技の臨床目的
腹腔鏡下の縫合結紮手技は，術創が小さいため低侵襲であり，術後の早期回復が可能な腹腔鏡下手術の基本手技である．

手技実習到達目標
□腹腔鏡下手術の原理を説明できる．
□腹腔鏡下手術と開腹手術の違いが説明できる．
□トロッカーを組み立てることができる．
□モニター画面を見ながら持針器で縫合ができる．
□モニター画面を見ながら持針器と把持鉗子で縫合ができる．

予習をしよう ―腹腔鏡下手術の基礎知識―

低侵襲手術の1つとして急速に普及したのが腹腔鏡下手術です．開腹をしないため術後の回復経過も早く，腹部の術創が小さくてすむことから美容上の問題も小さいという利点があります．一方，腹腔鏡では対応できず，開腹手術が必要とされる場合も数多くあります．

腹腔鏡下手術の概略を示します（図1）．腹壁に小さい創を数か所つくり（図1b），そのうちの1つ，この

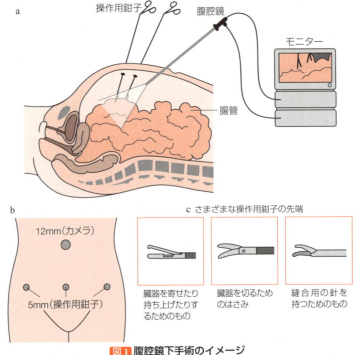

図1 腹腔鏡下手術のイメージ
腹腔の空間を広げるために二酸化炭素を注入して気腹をしています．

図では上腹部中央の創から腹腔鏡を入れます．腹腔鏡はモニターと連動していて（図1a），術者はモニター画面を見ながら手術を進めていきます．臓器，組織，血管，神経などをつかむ・持つ・切る・縫合する・結紮するなどのすべての手技は，それぞれに対応する鉗子類（図1c）を別の創から挿入して操作します．直視下ではないこと，鉗子類が長く手元と先端の操作点に距離があること，モニターでは術野が立体的ではなく平面的に見えることなどから，開腹手術とは違った能力と技術が求められます．

腹部に作った創は，トロッカーとよぶ専用器具（写真1）で保護され，これが鉗子類の挿入口にもなります．トロッカー刺入の際に損傷に注意しなければいけない腹壁動脈がいくつかあります（図2）．

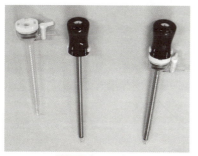

写真1 トロッカー
左が外筒，中央が内筒で，組み立てると右になります．内筒の先端が鋭利なので，刺入に有利ですが，臓器損傷などの危険性があるため，挿入後には内筒を抜去し，外筒のみを留置します．

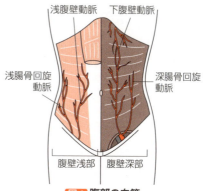

図2 腹部の血管
左側は皮膚組織の直下の層を，右側は筋膜直下の層を示しています．

実際にやってみよう ―手順の習熟―

まずは鉗子を手にとって動かし方を練習します．グループ対抗でビーズ運び競争もいいでしょう．鉗子の扱いがわかれば，腹腔鏡下手術シミュレータ（写真2）を使って，いろいろな鉗子（写真3）を使い分けて，モニターを見ながら縫合と結紮をします．

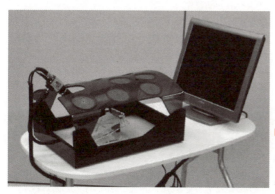

写真2 内視鏡外科手術用トレーニングボックス（Endowork-Pro II）
手前のトレーニングボックスの穴に鉗子を入れ，ディスプレイに映し出された映像を見ながらさまざまな手技を行います．

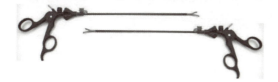

写真3 把持鉗子
開腹手術の鉗子と比較して，細く長く作られています．先端にはさまざまな形状（把持鉗子，はさみ鉗子，持針器など）のものがあり，それぞれつかむ，切る，縫合するなどの役割をもっています．

1. 腹腔鏡下の鉗子操作

1) 鉗子の動かし方の練習（直視下で練習したあと，モニターを見ながら練習します）
   - □□ 鉗子を利き手に持って感触，重さ，長さ，先端の形状などを確認する．
   - □□ 利き手で鉗子を持ち，ビーズ，毛糸，スポンジなどをつかんでみる．
   - □□ ビーズなどを鉗子でつかんで容器に移動させる．
   - □□ 両手に鉗子を持ち，2つの鉗子でモノを移動させる．
   - □□ 片手の鉗子で袋を持ち，もう一方の手の鉗子を使ってビーズなどを袋に入れる．
   - □□ 片手の鉗子で紙を持って，もう一方の手ではさみ鉗子を持ち，紙を切る．

2) トロッカーの組立てと挿入
   - □□ 外筒に内筒を挿入し，トロッカーを組み立てる．
   - □□ トロッカーの上部を右手で包み込むように握り，筒に示指を添える（図3）．
   - □□ 外筒の先端から2〜3 cm程度を左手で下から包み込むように握る．
   - □□ 左手および右の示指をストッパーとしてトレーニングボックスに挿入する．
   - □□ 内筒を外筒から抜去する．
   - □□ 使用する鉗子をトレーニングボックスのトロッカーに設置する．

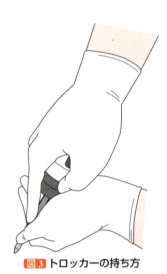

図3 トロッカーの持ち方

2. 腹腔鏡下手術のメリットとデメリット

	メリット	デメリット
①創部が小さい	痛みが少ない 社会復帰が早い 美容面に優れる	特殊な鉗子などの機器が必要（習熟が必要，経費がかかる）
②閉鎖空間	気腹圧による出血量の減少	空間を広げる工夫が必要 直接触ることができない（触覚が鈍い，圧迫止血が難しい等）
③カメラを通した視野	拡大視効果により繊細な手術が可能（出血量の減少）	2Dになるため，位置関係の把握が難しい．手術時間の延長
④その他	術後癒着が少ない	特有の合併症がある

3) 腹腔鏡下の縫合手順

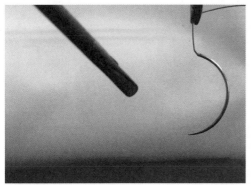

①糸を受針器で持ち，宙に浮かせる．

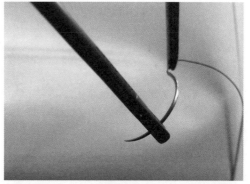

②針の先端から1/3付近を把持鉗子で軽く持ち，糸を持針器で引き，針を正しい角度に調整する．

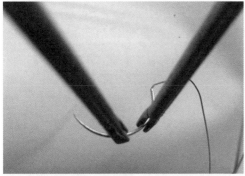

③針の2/3付近を持針器で把持する．

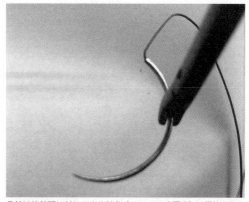

④針は持針器に対してやや鈍角（100〜110度程度）に把持すると運針が容易になる．

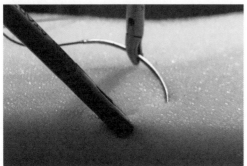

⑤組織に直行するように針を刺す．

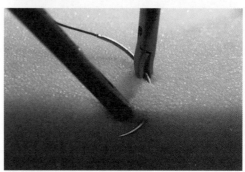

⑥持針器で針の湾曲にそって運針する．

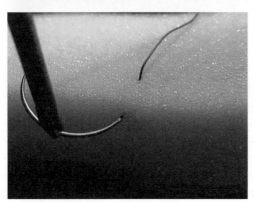

⑦持針器で針の先端を持ち，湾曲に沿って抜く．

4）腹腔鏡下の結紮手順

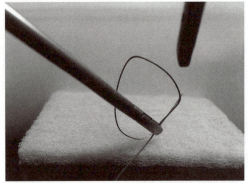

①左手で針についた糸をつかむ．左手を糸の根元に近づけて，糸をループ状にする．

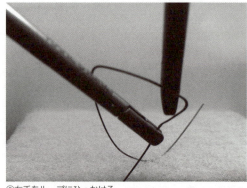

②右手をループにひっかける．

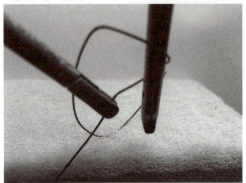

③右手をループの中に入れる．

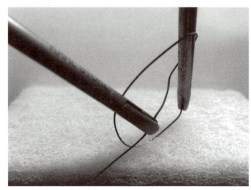

④右手で反対の糸をつかむ．

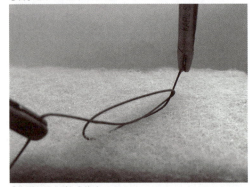

⑤右手をループから抜く．

3．Don't Do!
　①鉗子をトロッカーから挿入する際，無造作に挿入してはいけません．
　②縫合の際は針を鋭角に把持してはいけません．
　③結紮では左手の糸を結びたいところから持ち上げすぎてはいけません．

4．自己評価をしてみよう

項目	😀	😐	😢
1．片手に持った鉗子でビーズをつかめた．	A	B	C
2．鉗子を両手に持ちビーズを袋に収納できた．	A	B	C
3．トロッカーを組み立てることができた．	A	B	C
4．ストッパーを意識してトロッカーを挿入できた．	A	B	C
5．トレーニングボックス内で針を持針器に対して鈍角に持てた．	A	B	C
6．トレーニングボックス内で結紮ができた．	A	B	C

5. FAQ

Q1：ガスを腹腔内に入れる（気腹する）目的は何でしょうか？

A1：腹腔空間を広げて術野を確保する目的で行います．電気メスなどを使用するため不燃性である二酸化炭素が使われますが，腹腔内から血液内に吸収され，呼気から排出できる利点もあります．ガスを使用せずに，単純に腹壁を吊り上げて腹腔空間を確保する方法もあります．また，頭低位にするなどの体位の工夫で，隣接臓器との距離をつくっています．

Q2：腹腔鏡下手術に特有な合併症はありますか？

A2：トロッカーなどの特殊な機器を使用するので，それに伴う血管損傷や臓器損傷があげられます．また，気腹に伴う皮下気腫（皮下結合織の間にガスが貯留する）も特有です．

さて復習　―臨床にふれる―

1. 腹腔鏡下手術の発展性

1）悪性疾患への展開

新しい技術であり，当初は腹腔内検査の目的で，続いて良性疾患の治療に使用され始めました．現在は婦人科，泌尿器科，消化器外科の領域で悪性腫瘍手術に用いられています．たとえば，腹腔鏡下子宮体癌根治術，腹腔鏡下腎悪性腫瘍手術，腹腔鏡補助下肝臓切除術などです．

2）対象患者の広がり

低侵襲手術であるため，高齢者や妊婦でも腹腔鏡下手術の施行が可能です．また，手術機器の開発に伴い，小児外科領域でも腹腔鏡下手術が施行されています．たとえば，腹腔鏡下鼠径ヘルニア根治術などです．

3）いっそうの低侵襲化

手術機器の進歩や術者の技術向上により，トロッカーの創の大きさや数を減らし，さらに低侵襲な手術を目指す工夫もされています．たとえば，細径鉗子の使用や reduced port surgery（切開創の数や大きさの減少を目指す手術）の施行などです．

参考文献

1）片岡史夫，他：解剖に基づいた腹腔鏡手術のトレーニング．産科と婦人科 2015；82：1284-1289.

2）櫻木範明（編）：OGS NOW No. 19 腹腔鏡・子宮鏡手術［基本編］．MEDICAL VIEW 2014.

＊トロッカーの挿入方法，縫合・結紮方法から婦人科の基本術まで，婦人科内視鏡を代表する先生方の解説とカラフルな図でわかりやすく学べます．

第6章 資料編

1 患者安全を考えた医療手技
― 信（しん）・気（ぎ）・対（たい）を身につける ―

友田恒一・古家 仁

1. 診療における信・気・対

患者さんから信頼され，安全に配慮した医療を実施できる基礎を身につけることが大切です．患者安全を考えた心・技・体を，信・気（ぎ）・対の3文字で考えてみます．

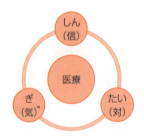

患者安全を考えた医療

信：患者さんから信用される

気：異常に気づき，病態を把握する

対：診断・治療の対策を考える

1) 信：患者さんから信頼されるよう，患者さんのこころにふれるような会話を心がけます．身体状態だけでなく，こころの状態も把握した上で診療を進めます．
   (1) 患者さんの気持ちに共感し，最後まで話を聞き，笑顔で対応します．
   (2) 問診をしながら，鑑別診断も考え，検査内容や手順についても考えます．

2) 気：診断や治療につながる異常に気づき，病態を把握するための技を身につけます．医療手技を正確に行えるだけでは十分とはいえません．患者安全の観点から，手技中の異常に気づくことも重要です．
   (1) 間違いやもれ落ちがないように，手順をあらかじめ決めておくことが必要です．チェックリストを作成し活用するのもよい方法です．
   (2) どんな手技であっても，①準備，②患者さんへの説明，③手技中の患者さんの状態把握，④終了後のバイタル確認，⑤総括，⑥カルテ記載が必要です．
   (3) 有害事象が発生した際には，有害事象の影響を最小限にとどめなければなりません．直ちに指導医や病院に報告したのち，患者さんに説明（謝罪）し，事象だけでなく説明内容もカルテに記載します．

3) 対：病態を理解し，その後の対策を立てます．信・気に連動しています．的確な診断と治療が速やかに開始できる，知識という知力をつけます．
   (1) 問診に基づき速やかに鑑別診断および検査項目を列挙できる知力
   (2) 病態および検査内容を理解し，それを正しく説明できる知力
   (3) 有害事象が発生した場合に速やかに対応できる知力

2. 臨床手技の 10 項目の患者安全チェックポイント

> 臨床手技の手順（要約）
> 準備：手順確認（間違いやもれがない）
> 説明：説明し，同意を得る
> 把握：実施可能かどうかを判断する
> 確認：手技中，手技後ともバイタルを確認する
> 記載：カルテに記載する

1）目的と意義の明確化

なぜ行うのか，行うと何がわかるのかなどを常に意識し，患者さんに対して目的と手技をいつでも正確に説明できるようにしておきます．

> **臨床現場では：**
> 正確に説明しているつもりでも，内容が理解されていないことがしばしばです．相手の表情を見ながら，わかりやすい言葉で，時には要点を紙に書きながら，ゆっくりと説明するように心がけます．

2）患者さんに関する注意点

手技を行う前には，既往歴（内服歴も含め），感染症の有無を把握しておきます．

> **臨床現場では：**
> 手技前には必ず患者さんを氏名（フルネーム）で確認する必要があります．同姓同名の患者さんが存在する場合には生年月日まで確認することになります．

3）自分に対する注意点

注射針，縫合針，メスなどの鋭利な器具で自傷しないように注意します．感染症の患者さんを診療する際には感染しないように，また媒介者とならないよう注意をします．清潔操作を正しく行い感染予防にも努める必要があります．

> **臨床現場では：**
> 医師のなかでは研修医の針刺し事故が最も多く，また，報告されていない件数も最も多いとされ問題となっています．もれなく報告をし，迅速に対応することが感染から自分を守ることにつながります．

4）患者さんに対する説明（必要性と合併症）

必要性だけでなく，起こりうる合併症についても正確に説明する必要があります．

> **臨床現場では：**
> 合併症について正確に説明しておかないと，合併症が発生した際に医療過誤と判断されることがあります．

5）手技前の確認事項

間違いやもれ落ちがないように，実施前に手順を確認しておきます．チェックシートで確認することが望ましいでしょう．

> **臨床現場では：**
> たびたび経験されるのが，左右の取り違えです．行う前に医師・看護師・患者さんの 3 者で確認するなどの手順が基本です．

6 資料編

1 患者安全を考えた医療手技

143

6）手技中の注意点

　対象となっている部位だけでなく，患者さん全体の変化にも注意します．バイタルサインの確認だけでなく，意識レベルを確認するためにも，患者さんに適宜声をかけることを忘れてはいけません．

> **臨床現場では：**
> 木を見て森を見ずにならないように注意しなければなりません．たとえば，穿刺手技の際に，穿刺部位にばかり気を取られていると，バイタルの変化に気が付かないことがあり注意が必要です．

7）合併症や有害事象が起こった際の行動

　（1）手技が患者さんに過度の負担がかかっていると判断した際には，中止する勇気をもたねばなりません．

　（2）合併症が発生した際には直ちに中止して，患者さんの安全確保に全力を尽くさなければなりません．

　（3）指導医および病院に報告しなければなりません．

　（4）患者さんに状況を指導医とともに説明し，過誤が認められた場合には謝罪しなければなりません．

　（5）合併症が発症した際には，動揺のあまり，日頃なら簡単にできることができなくなったりします．冷静に対応できるように，日頃から合併症発症時の対応を繰り返し訓練しておくことが必要です．

> **臨床現場では：**
> カウンターショックをする際に「DC を持ってくるように！」との指示を受けて，近くに AED があったにもかかわらず，遠くの病棟まで DC を取りに行った事例もありました．指示をする側と受ける側ともに冷静な判断ができないと，対応の遅れにつながります．

8）終了時の確認

　手技終了後はバイタルをはじめ異常がないことを確認して終了します．患者さんがその日のうちに帰宅する場合は注意事項を説明しておきます．

> **臨床現場では：**
> 日常経験するのが多いのは，採血時または血管穿刺時の神経損傷です．穿刺時に穿刺部位または穿刺部位より末梢部位のしびれや異常感覚が出現した際には，直ちに穿刺針を抜針します．症状が残存する際には必ず指導医に連絡の上，神経内科または整形外科に相談します．

9）実施した手技のまとめ

　コミュニケーションスキルとして用いられている SBAR：S（situation），B（background），A（assessment），R（request）を利用して，行った行為について他のスタッフに説明や申し送りができるようにしておきます．

　S（situation）　　　状況：何が起こっているのか？

　B（background）　背景：臨床的な背景・状況は？

　A（assessment）　評価：問題点は何か？

　R（request）　　　提案：解決するための提案，依頼はあるか？

> **臨床現場では：**
> SBAR は，Team STEPPS（Team Strategies and Tools to Enhance Performance and Patient Safety：医療のパフォーマンスと安全を高めるためにチームで取り組む戦略と方法）のなかでとりあげられている，コミュニケーションスキルです．現状把握にも有用なツールです．

10）カルテ記載

行った手技についてカルテに記載します．9)に従ったまとめを中心に記載します．最終に確認したバイタルなどついても必ず記載します．手技終了後の発生した有害事象の検証に役立ちます．

> **臨床現場から：**
> 「逃げない，隠さない，ごまかさない」が，診療過程，特に手技中に有害事象が発生した場合にとるべき基本姿勢として知られています．発生した事象をできるだけ正確に，責任をもって患者さんとご家族に説明することが必要です．明らかに過誤がある場合は直ちに謝罪することも必要です．真摯な情報開示の姿勢こそが，不信感を抱かせることを減らします．

以上が患者安全のためのチェックポイントです．本テキストで学ぶ臨床手技でできているかチェックしてみましょう．1)〜10)は本項目 1)〜10)に対応します．

	項目タイトル	チェックポイント
	第 1 章　基礎編	
1	臨床手技実習にのぞむにあたって	1) 2)
2	医療関連感染の対策	1) 2) 5)
3	手指衛生	1) 3) 5)
4	滅菌ガウンテクニック	1) 2) 5)
5	滅菌手袋の着用	1) 3) 5)
	第 2 章　救急編	
1	成人一次心肺蘇生法	7) 以外
2	AED（自動体外式除細動器）	7) 以外
3	心電図モニター付き除細動器の使用	7) 以外
4	乳児・小児救急処置	7) 以外
5	成人気道管理	すべて
	第 3 章　検査編	
1	血圧測定	1) 2) 3) 9)
2	静脈血採血	9) 10) 以外
3	動脈穿刺とカテーテルの動脈留置	9) 10) 以外
4	胸腔穿刺	すべて
5	腰椎穿刺	すべて
6	上腹部超音波検査	1) 2) 5) 10)
	第 4 章　診察編	
1	心臓診察	1) 2) 4) 5) 9) 10)
2	呼吸音聴診	1) 2) 4) 5) 9) 10)
3	耳科的手技	1) 2) 4) 5) 9) 10)
4	眼科診察	1) 2) 4) 5) 9) 10)
5	乳房触診	1) 2) 4) 5) 9) 10)
6	浮腫の診察	1) 2) 4) 5) 9) 10)
7	肛門診察と直腸診	1) 2) 4) 5) 9) 10)
	第 5 章　処置編	
1	皮膚縫合・結紮手技・抜糸	すべて
2	泌尿器科手技	すべて
3	IVR：Interventional Radiology	すべて
4	腹腔鏡下縫合結紮手技	すべて

第 6 章　資料編

2　診療参加型臨床実習のための医学生の医行為水準
―全国医学部長病院長会議（平成 26 年 7 月）報告―

藤本眞一

　全国医学部長病院長会議報告で示された「医行為水準の例示」を示します．

「医学生の臨床実習における医行為と水準」の例示

1．指導医の指導・監視の下で実施されるべき（レベル I ）
　1 ）診療の基本
　　臨床推論，診断・治療計画立案，EBM，診療録作成，症例プレゼンテーション
　2 ）一般手技
　　体位交換，移送，皮膚消毒，外用薬の貼付・塗布，気道内吸引，ネブライザー，静脈採血，末梢静脈
　　確保，胃管挿，尿道カテ挿入抜去，注射（皮下皮内筋肉静脈内），診療記録
　3 ）外科手技
　　清潔操作，手洗い，ガウンテクニック，縫合，抜糸，消毒・ガーゼ交換
　4 ）検査手技
　　尿検査，末梢血塗抹標本，微生物学的検査（G 染色含む），妊娠反応検査
　　血液型判定，脳波検査（記録），超音波検査（心・腹部），視力視野，聴力，平衡検査，12 誘導心電
　　図，経皮的酸素飽和度モニター
　5 ）診察手技
　　医療面接，診察法（成人・小児・全身・各臓器）（侵襲性，羞恥的医行為は含まない），基本的な婦人
　　科診察，バイタルサイン，耳鏡，鼻鏡，眼底鏡，直腸診察，前立腺触診，乳房診察，高齢者の診察
　　（ADL 評価，CGA）
　6 ）救急
　　一次救命処置

2．指導医の実施の介助・見学が推奨される（レベル II ）
　1 ）一般手技
　　中心静脈カテ挿入，動脈採血・ライン確保，腰椎穿刺，膀胱洗浄，ドレーン挿入・抜去，全身麻酔，
　　局所麻酔，輸血，眼球に直接触れる治療，各種診断書・検案書・証明書の作成
　2 ）外科手技
　　手術，術前・術中・術後管理
　3 ）検査手技
　　脳波検査（判読），筋電図，眼球に直接触れる検査，超音波検査（心・腹部），エックス線検査，CT/
　　MRI，核医学，内視鏡検査
　4 ）診察手技
　　婦人科疾患の診察，妊婦の診察と分娩
　5 ）救急
　　救命治療（二次救命処置等），救急病態の初期治療，外傷処置

＜注釈＞
　1 ）ここにリストされていない診療科ごとの検査，治療への医学生の介助・見学は指導医の判断で許容さ
　　れる．
　2 ）レベル II の手技のうち，各大学，実習施設が侵襲性の低いと判断した手技（たとえば，脳波，超音波
　　など）については大学ごとのカリキュラムに従って，個別同意を得て指導医の監視下で実施すること
　　は許容される．

同報告書では，こうした「医行為水準の例示」策定の背景となった「医行為」の考え方，「シミュレーション教育」の位置づけ，さらには「診療参加型臨床実習」の意味についてふれています．以下に関連部分を抜粋します．

同報告書「はじめに」（1頁）からの抜粋

　現在の医学・医療のグローバル化の中で，医学教育が国際標準に基づいて実施されることは必定である．諸外国においては，医学教育における臨床実習の重要性が認識され，医学生が医療チームの一員として医療に積極的に参加する診療参加型で実施されている．しかし，国内では「診療参加型臨床実習を充実させるべし」との議論で常に問題になるのが医師法に規定される"医療行為"（以下，医行為とよぶ）のとらえ方である．医行為の範囲について国際的に定められた基準はない．医行為というと，針を刺したり，メスを入れるといった侵襲的医行為と受け取られがちである．しかし，本「診療参加型臨床実習のための医学生の医行為水準策定委員会」（以下本委員会）の基本理念では，医学生（医学臨床実習生）に要求される医行為は，患者・家族あるいは医療チームと良好なコミュニケーションを築き，正確な病歴と身体所見をとり，記載し，その上で鑑別診断をあげ，診断計画の立案などを推し進めていく臨床推論能力を養い，さらに治療計画を立案するといった"基本的な医行為"に焦点があてられている．より侵襲的な医行為の習得は，基本的にはシミュレータを駆使したシミュレーション教育，そして臨床研修の場で臨床研修医として診療に従事する中で習得することとなる．（以下，略）

同報告書「【包括同意の説明文書】診療参加型臨床実習を行うにあたってのお願い」（30頁）からの抜粋

　診療参加型臨床実習とは，臨床実習医学生（スチューデント・ドクター：医学部5～6年生）が患者さんの診療にあたる診療チームの一員として，指導医のもとで患者さんのこれまでの経過を伺い，基本的な身体診察を行ったあとに，原因となる病気を考え，さらにはそれを確認するための検査を選び，最終的に治療方針を決めるという，医療の実際を学んでいくものです．この実習を通して，医師としての態度，技能を学んでいきます．また，この実習で得られたことが，国家試験後の医師臨床研修へと受け継がれ，質の高い医療が提供されることにつながります．以上のことから，診療参加型臨床実習はわが国での「よき臨床医」を養成するために必要不可欠となっていますので，ご理解とご協力をお願い申し上げます．（以下，略）

付録 テクニカルタームを覚える

日本語	英語
あ 圧迫止血	pressure hemostasis
編み糸	braided suture
いびき音	rhonchi
異物鉤（いぶつこう）	foreign body hook
医療用マスク	medical mask
院内救急コール	hospital stat call
ウイルス性髄膜炎	viral meningitis
有生異物（うしょういぶつ）	animate foreign body
右側臥位（うそくがい）	right lateral（decubitus）position
うっ血性心不全	congestive heart failure
うっ血乳頭	choked disc
鋭利器材廃棄箱	sharps container
延長チューブ	extension tube
横隔膜	diaphragm
黄斑	macula
音響陰影	acoustic shadow
音響インピーダンス	acoustic impedance
か 外耳	external ear
外耳道	external auditory canal
外耳道真珠腫（がいじどうしんじゅしゅ）	external auditory canal cholesteatoma
ガイドワイヤー	guidewire
開腹	laparotomy
下顎挙上（かがくきょじょう）	jaw thrust
過換気	hyperventilation
下気道	lower airway
額帯鏡（がくたいきょう）	head mirror
拡張期	diastole
拡張期血圧	diastolic blood pressure
角膜	cornea
過剰心音	cardiac extrasound
仮性動脈瘤	pseudoaneurysm
喀血（かっけつ）	hemoptysis
合併症	complication
家庭血圧	home blood pressure
カテーテル	catheter
カテーテル穿刺針	indwelling needle for a catheter
カフ	cuff
下腹壁動脈	inferior epigastric artery
下部消化管内視鏡	colonoscopy
仮面高血圧	masked hypertension
換気	ventilation
眼球	eye ball
肝硬変	liver cirrhosis
肝細胞がん	hepatocellular carcinoma
鉗子（かんし）	forceps
間質性肺疾患	interstitial lung disease
感染廃棄物	infectious waste product
眼底	fundus
眼底検査	ophthalmoscopy

☐ 気管	☐ trachea
☐ 気管呼吸音	☐ tracheal breath sound
☐ 気管支呼吸音	☐ bronchial breath sound
☐ 気管支喘息	☐ bronchial asthma
☐ 気管切開	☐ tracheotomy
☐ 気管挿管	☐ tracheal intubation
☐ 気胸	☐ pneumothorax
☐ 椅坐位（きざい）	☐ sitting position
☐ 気道	☐ airway
☐ 気道確保	☐ airway maintenance
☐ 機能性雑音	☐ functional murmur
☐ 気腹	☐ pneumoperitoneum
☐ 救急カート	☐ crash cart
☐ 救急隊	☐ emergency medical service
☐ 吸収糸	☐ absorbable（surgical）sutures
☐ 急性心筋梗塞	☐ acute myocardial infarction
☐ 仰臥位（ぎょうがい）	☐ supine position
☐ 胸郭	☐ thorax
☐ 胸腔穿刺	☐ thoracocentesis
☐ 凝固異常	☐ coagulopathy
☐ 胸骨	☐ sternum
☐ 胸骨圧迫	☐ chest compression
☐ 胸骨右縁	☐ right sternal border
☐ 胸骨左縁	☐ left sternal border
☐ 胸水	☐ pleural effusion
☐ 胸椎	☐ thoracic spine
☐ 胸壁拍動	☐ chest wall beat
☐ 強膜	☐ sclera
☐ 胸膜腔	☐ pleural cavity
☐ 胸膜摩擦音	☐ pleural friction rub
☐ 局所麻酔	☐ local anesthesia
☐ 季肋部（きろくぶ）	☐ hypochondrium
☐ 禁忌（きんき）	☐ contraindication
☐ 菌血症（きんけつしょう）	☐ bacteremia
☐ 筋注（きんちゅう）	☐ intramuscular injection
☐ 駆血帯（くけつたい）	☐ tourniquet
☐ くも膜	☐ arachnoid
☐ くも膜下腔	☐ subarachnoid space
☐ クロスフィンガー法	☐ cross finger technique
☐ 脛骨前面	☐ tibia front
☐ 頚動脈	☐ carotid artery
☐ 鶏卵大（けいらんだい）	☐ hen's egg-sized
☐ 血圧	☐ blood pressure
☐ 血圧計	☐ blood pressure manometer
☐ 結核	☐ tuberculosis
☐ 血管縫合	☐ repairment of artery
☐ 血気胸（けっききょう）	☐ hemopneumothorax
☐ 血胸	☐ hemothorax
☐ 結紮（けっさつ）	☐ ligature
☐ 結膜	☐ conjunctiva
☐ 減弱	☐ attenuation
☐ 高エコー	☐ high echo

149

高血圧	hypertension
高血圧網膜症	hypertensive retinopathy
光錐（こうすい）	triangular light reflex
硬性白斑（こうせいはくはん）	hard exudate
喉頭蓋（こうとうがい）	epiglottis
喉頭鏡	laryngoscope
喉頭展開	laryngoscopy
鉤（こう）ピンセット	hooked forceps
後腹膜腔	retroperitoneum
後腹膜血腫	retroperitoneal hematoma
硬膜	dura mater
硬膜外腔	epidural space
硬膜下腔	subdural space
呼気	expiration
呼吸音	breath sound
個人防護具	personal protective equipment
鼓膜	tympanic membrane
コロトコフ音	Korotokoff sound
サージカルマスク	surgical mask
細菌性髄膜炎	bacterial meningitis
採血管ホルダー	blood collection tube holder
採血針	blood collection needle
砕石位（さいせきい）	lithotomy position
鎖骨	clavicle
左側臥位（さそくがい）	left lateral（decubitus）position
三方活栓（さんぽうかっせん）	three-way stopcock
シース	sheath
歯牙損傷（しがそんしょう）	teeth injury
耳鏡（じきょう）	otoscope
耳垢塞栓（じこうそくせん）	impacted cerumen
視診	inspection
持針器（じしんき）	needle holder
視神経乳頭	optic disc
死線期呼吸（しせんきこきゅう）	agonal breathing
至適血圧	optimal blood pressure
指嚢（しのう）	finger sac
自発呼吸	spontaneous breathing
脂肪肝	fatty liver
尺側皮静脈	basilic vein
視野検査	perimetry
収縮期	systole
収縮期血圧	systolic blood pressure
充電	charge
終末細気管支	terminal bronchiole
主気管支	main bronchus
手指消毒	hand hygiene
出血傾向	bleeding tendency
潤滑剤	lubricant
上気道	upper airway
硝子体（しょうたい）	vitreous body
消毒綿	sterilized cotton
小児	pediatric

☐ 静脈血採血	☐ venous blood collection
☐ 静脈路確保	☐ intravenous access
☐ 上腕動脈	☐ brachial artery
☐ 触診	☐ palpation
☐ 食道挿管	☐ esophageal intubation
☐ 除細動	☐ defibrillation
☐ 除細動器	☐ defibrillator
☐ 除細動パドル	☐ defibrillation paddle
☐ 耳漏（じろう）	☐ otorrhea
☐ 心音	☐ heart sound
☐ 心音図	☐ phonocardiogram
☐ 心窩部	☐ epigastric
☐ 心筋症	☐ cardiomyopathy
☐ 真菌性髄膜炎	☐ fungal meningitis
☐ 真空管方式	☐ vacuum blood collection system
☐ 心原性	☐ cardiogenic
☐ 人工呼吸	☐ rescue breathing
☐ 心雑音	☐ cardiac murmur
☐ 診察室血圧	☐ extraneous blood pressure
☐ 心室細動	☐ ventricular fibrillation
☐ 心室性不整脈	☐ ventricular arrhythmia
☐ 心室頻拍	☐ ventricular tachycardia
☐ 心静止（しんせいし）	☐ asystole
☐ 心尖拍動	☐ apex beat
☐ 心尖部	☐ apex
☐ 靱帯	☐ ligament
☐ 深腸骨回旋動脈	☐ deep circumflex iliac artery
☐ 心停止	☐ cardiac arrest
☐ 心電図	☐ electrocardiogram
☐ 心肺停止	☐ cardiopulmonary arrest
☐ 心拍出量	☐ cardiac output
☐ 髄液圧	☐ cerebrospinal fluid pressure
☐ 水晶体	☐ lens
☐ 水腎症	☐ hydronephrosis
☐ 水泡音（すいほうおん）	☐ coarse crackles
☐ スタイレット	☐ stylet
☐ ステント	☐ stent
☐ スニッフィング位	☐ sniffing position
☐ スパイナル針	☐ spinal needle
☐ 清潔	☐ clean
☐ 清潔操作	☐ clean procedure
☐ 正常血圧	☐ normal blood pressure
☐ 正常高値血圧	☐ high normal blood pressure
☐ 正中神経	☐ median nerve
☐ 声門	☐ vocal cord
☐ 脊椎麻酔針	☐ spinal anesthesia needle
☐ 舌根（ぜっこん）	☐ tongue root
☐ 舌根沈下（ぜっこんちんか）	☐ glossoptosis
☐ 鑷子（せっし）	☐ forceps
☐ 穿刺（せんし）	☐ puncture
☐ 穿刺針	☐ puncture needle
☐ 穿刺ポイント	☐ point of puncture

	浅腸骨回旋動脈	superficial circumflex iliac artery
	浅腹壁動脈	superficial epigastric artery
	前部尿道	anterior urethra
	前立腺	prostate
	造影剤	contrast material
	臓側胸膜	visceral pleura
	挿管チューブ	tracheal tub
	総腸骨動脈	common iliac artery
た	体液	body fluid
	対光反射	light reflex
	対坐位（たいざい）	sitting position
	対坐法（たいざほう）	confrontation method
	大腿神経	femoral nerve
	大腿動脈	femoral artery
	縦走査	longitudinal scan
	多発性硬化症	multiple sclerosis
	胆管	bile duct
	短軸穿刺	short axis puncture
	断続性ラ音	discontinuous sound
	胆嚢炎	cholecystitis
	胆嚢ポリープ	gall bladder polyp
	中腋窩線（ちゅうえきかせん）	mid-axillary line
	中耳	middle ear
	注射器	syringe
	注射筒	injector
	肘正中静脈	median cubital vein
	超音波装置	ultrasonography
	腸骨稜（ちょうこつりょう）	iliac crest
	長軸穿刺	long axis puncture
	聴診器	stethoscope
	直針	straight needle
	直像鏡	direct ophthalmoscope
	直腸鏡	proctoscopy
	直腸診	digital rectal palpation
	低アルブミン血症	hypoalbuminemia
	低侵襲	minimally invasive
	低侵襲手術	minimally invasive surgery
	笛音（てきおん）	wheezes
	手袋ピラミッド	glove pyramid
	電気ショック	electric shock
	電極パッド	defibrillation pad
	頭蓋内圧亢進	increased intracranial pressure
	橈骨動脈	radial artery
	透析用留置針	indwelling needle for dialysis
	橈側皮静脈	cephalic vein
	導尿	catheterization
	糖尿病網膜症	diabetic retinopathy
	頭部後屈	head extension
	頭部後屈顎先挙上法（とうぶこうくつあごさききょじょうほう）	head-tilt chin-lift
	動脈血採血	arterial blood collection
	動脈穿刺	puncture of artery
	動脈閉塞	occlusion of artery

	動脈留置	placement in artery
	突発性浮腫	idiopathic edema
	トロッカー	trocar
な	内耳	inner ear
	内筒	guiding needle
	軟性白斑 （なんせいはくはん）	soft exudate
	乳児	infant
	乳腺	mammary gland
	乳頭浮腫	papilledema
	乳糜胸 （にゅうびきょう）	chylothorax
	乳房	breast
	尿道	urethra
	粘液水腫	myxedema
	捻髪音 （ねんぱつおん）	fine crackles
	膿胸 （のうきょう）	thoracic empyema
	脳室内	intraventricular
	脳ヘルニア	cerebral hernia
は	肺気腫	pulmonary emphysema
	敗血症	sepsis
	排泄物	excretion
	肺尖部	apex of lung
	肺胞	alveolus
	肺胞呼吸音	vesicular breath sound
	肺門部	pulmonary hilum
	白衣高血圧	white coat hypertension
	ハサミ	scissors
	バッグバブルマスク	bag valve mask：BVM
	針刺し切創事故	sharps injury
	絆創膏	adhesive plaster
	皮下気腫	subcutaneous emphysema
	皮下血腫	subcutaneous hematoma
	皮下注	subcutaneous injection
	非吸収糸	non-absorbable （surgical） sutures
	皮静脈	cutaneous vein
	平手法 （ひらてほう）	palm method
	ピンポン大	ping-pong-sized
	フェイスシールド	face shield
	腹臥位 （ふくがい）	prone position
	腹腔鏡下手術	laparoscopic surgery
	副雑音	adventitious sound
	腹指法 （ふくしほう）	finger method
	腹部大動脈留	abdominal aortic aneurysm
	腹壁	abdominal wall
	不潔	unclean
	浮腫	edema
	ブレード	blade
	プローブ	probe
	分泌物	secretion
	閉鎖音	closing sound
	壁側胸膜	parietal pleura
	ヘッドライト	head light
	ベル面	bell

153

返血	arterial backflow
縫合	suture
膀胱頚部	bladder neck
縫合糸	suture
縫合針	suture needle
膀胱底部	bladder base
放射線不透過性	radiopaque
放電	discharge
ポケットマスク	pocket mask
母指頭大（ぼしとうだい）	size of tip of a thumb
末梢血管抵抗	systemic vascular resistance
慢性閉塞性肺疾患	chronic obstructive pulmonary disease
マンモグラフィ	mammography
未滅菌手袋	non-sterile glove
脈拍	pulse
脈絡叢	choroid plexus
無気肺	atelectasis
無鈎鑷子（むこうせっし）	nonhooked forceps
無生異物（むしょういぶつ）	inanimate foreign body
無脈性心室頻拍	pulseless ventricular tachycardia
無脈性電気活動	pulseless electrical activity
迷走神経反射	vagal reflex
メス	surgical knife
滅菌手袋	sterile glove
メッツェンバウム	Metzenbaum
毛細血管瘤	capillary microaneurysm
網膜	retina
網膜血管	retinal vessel
網膜出血	retinal hemorrhage
門脈	portal vein
有害事象	adverse events
有鈎鑷子（ゆうこうせっし）	hooked forceps
指先交互法	tapping method
葉気管支（ようきかんし）	lobar bronchus
翼状針（よくじょうしん）	winged needle
横走査	transverse scan
裸眼（らがん）	naked eye
ラッセル音	rales
リネン	linen
留置	placement
臨床実習医学生	student doctor
連続性ラ音	continuous sound
肋間	intercostal
肋弓下（ろっきゅうか）	subcostal
肋骨	rib

索　引

和文

● あ

圧痕性浮腫　111
アメリカ疾病予防管理センター　4
アルコール擦式手指消毒薬　10, 11
アンビューバッグ　40

● い

医行為水準　146
一次救命処置　39
一次心肺蘇生　31
糸切りバサミ　117
いびき音　92
異物鈎　94
イヤーチップ　80
医療関連感染　4
医療ゾーン　10

● う

有生異物　97

● え

エコーガイド　132, 134
　　──下　130
襟首　14
延長チューブ　58

● お

オシロメトリック法　47
音響インピーダンス　73
音声ガイダンス　26

● か

外耳　94
外耳道　81
　　──炎　97
　　──真珠腫　97
ガウンテクニック　14
下顎挙上法　21
下気道　88
額帯鏡　94
拡張期血圧　48
角膜　100
仮性動脈瘤　61
肩紐　14, 15
家庭血圧　51
カテーテル穿刺針　58
カフ　46
かぶせ法　81

仮面高血圧　51
眼科診察　102
鉗子　94
患者安全　2
患者ゾーン　10
患者配置　6
眼底　101, 103
　　──検査　99
　　── 診察　102

● き

器械結び　120
気管呼吸音　89
気管支呼吸音　89
気管挿管　34
気胸　66, 67
器質性雑音　86
気道　88
機能性雑音　86
気腹　136, 141
胸腔穿刺　63, 65
胸骨圧迫　21, 22, 36, 39
胸水　67
胸壁拍動　83
強膜　100
胸膜　64
　　──腔　65, 66
　　──摩擦音　92

● く

クーパー　117
駆血帯　54
くも膜下腔　69
クロスフィンガー法　43

● け

血管穿刺　130, 132
血気胸　67
結紮　120, 121
結膜　100
剣状突起　21

● こ

高血圧　51
喉頭蓋　42
喉頭鏡　41
喉頭展開　42
鈎ピン　118
肛門診察　114
呼吸音　92

呼吸細気管支　89
腰紐　16
個人防護具　5
鼓膜　94
　　──損傷　96
コロトコフ音　48
昆虫異物　97

● さ

サージカルマスク　8
採血　9, 53
三尖弁　81
三方活栓　58

● し

耳鏡　93
止血　134
耳垢塞栓　97
事後学習　2
歯状線　113
持針器　117, 119
視神経乳頭　101
事前学習　2
死戦期呼吸　20
持続導尿　124
湿性生体物質　5
自動体外式除細動器　25
耳鼻科用ヘッドライト　94
シミュレーション教育　2, 147
視野　102
シャープスコンテナー　58
収縮期血圧　48
終末細気管支　89
手指衛生　5, 10
　　──5つの瞬間　10, 11, 12
手指消毒　10, 11
上気道　88
硝子体　100
消毒　7
小児　35
小児救急　36
静脈血採血　53
上腕動脈　35
除細動　31
　　──パドル　29
食器類　8
シリンジ方式　53
心音　83, 86
　　──図　82
心機図　82

155

心筋疾患　86
真空管方式　53
人工呼吸　21, 37, 39
心雑音　84, 86
診察室血圧　51
心室細動　26, 30, 32, 34
心室頻拍　26, 30, 32, 34
心静止　28, 31
心尖拍動　83
心臓マッサージ　21
心停止　20
心電図　30, 82
　　──モニター付き除細動器　29
振動　87
心肺蘇生　19, 32, 36
　　──法（1人法）　22
　　──法（2人法）　23
診療参加型臨床実習　2, 147

● す
髄液　69, 71
水晶体　100
水泡音　92
スクウォーク　92
スタイレット　41
スチューデント・ドクター　2, 147
ストライダー　92
スニッフィング位　43
スパイナル針　68
スポルディングの分類　7

● せ
正中神経　59
声門　42
咳エチケット　6
脊髄　69
鑷子　94, 118
切創事故　9
先天性心疾患　86
前立腺　124
　　──炎　128
　　──がん　128
　　──触診　123, 125
　　──肥大　128

● そ
挿管チューブ　41
総頚動脈　35
僧帽弁　81
塞栓　135
鼠径靭帯　35, 59

● た
ダイアフラム　80
対光反射　101, 102
大腿神経　59
大腿動脈　35, 59
大動脈弁　81
縦走査　75
単回導尿　123
断続性ラ音　92
胆嚢結石　79

● ち
チェストピース　80
中耳　94
注射手技　6
超音波検査　74
超音波装置　73
聴診器　9, 80
直像鏡　99, 103
直腸診　114

● て
手洗い　10, 11, 12
ディンプリング　108
笛音　91, 92
手袋　5, 9
　　──ピラミッド　5
デレ　108
電気ショック　26
電子血圧計　47

● と
橈骨動脈　59
橈側皮静脈　54, 55
導尿　123, 125
頭部後屈顎先挙上法　20
特発性浮腫　112
トロッカー　137

● な
内耳　94

● に
日本環境感染学会　9
乳児　35
乳糜胸　67
尿道　124

● ね
ネラトンカテーテル　123
捻髪音　91, 92

● の
膿胸　67

● は
肺音　90
肺動脈弁　81
肺胞呼吸音　89
白衣高血圧　51
ハサミ　117
はさみ法　81
播種性血管内凝固症候群　135
バッグバルブマスク　19, 40
抜糸　120
針刺し事故　9

● ひ
非圧痕性浮腫　111
皮下気腫　141
被曝　134
　　──軽減三原則　134
皮膚縫合　122
標準予防策　4, 20
病的心雑音　86

● ふ
フェイスシールド　19, 21
フォーリーカテーテル　124
腹腔鏡下手術　136
腹腔動脈　131
複合性局所疼痛症候群　57
副雑音　92
腹部大動脈　131
浮腫　110, 111, 112
プローブ　74

● へ
閉塞性動脈硬化症　134
ヘガール　117
ベル面　80
弁膜症　86

● ほ
縫合　119, 121
　　──糸　118
　　──針　119
ポケットマスク　19, 21

● ま
膜面　80
マスク　15
マチュー　117
マナー　3
マンシェット　46

み

未滅菌手袋　5

む

無鉤鑷子　118
無生異物　97
無脈性心室頻拍　30, 32, 34
無脈性電気活動　28, 31

め

迷走神経反射　57
滅菌手袋　5, 17
メッツェンバウム　118

も

網膜　100
モニター電極　29

ゆ

有鉤鑷子　118

よ

用手圧迫　61
腰椎穿刺　8, 72
横走査　75
予防接種　8

ら

ラ音　92

り

リキャップ　56
リネン　8

る

ルール　3

れ

連続性ラ音　92

ろ

肋間静脈　64
肋間神経　64
肋間動脈　64

数字・欧文

数字

Ⅰ音　82
Ⅱ音　82
Ⅲ音　82
Ⅳ音　82

A

AED　25, 33, 37

――用電極パッド　26
asystole　32

B, C, E

BVM（bag valve mask）　40
CPR（cardiopulmonary resuscitation）　36
Erb の領域　83

H, I, J

Herrmann 線　113
IVR（interventional radiology）　129
Jacoby 線　70

L, N, P

Levine 分類　87
N95 マスク　5
PEA（pulseless electrical activity）　31, 32

S

Sims 位　113
student doctor　2, 147

V, X

VF（ventricular fibrillation）　30
VT（ventricular tachycardia）　30
X 線透視下　134

- JCOPY 〈(社)出版者著作権管理機構 委託出版物〉
  本書の無断複写は著作権法上での例外を除き禁じられています.
  複写される場合は,そのつど事前に,(社)出版者著作権管理機構
  (電話 03-3513-6969,FAX03-3513-6979,e-mail：info@jcopy.or.jp)
  の許諾を得てください.
- 本書を無断で複製(複写・スキャン・デジタルデータ化を含みます)する行為は,著作権法上での限られた例外(「私的使用のための複製」など)を除き禁じられています.大学・病院・企業などにおいて内部的に業務上使用する目的で上記行為を行うことも,私的使用には該当せず違法です.また,私的使用のためであっても,代行業者等の第三者に依頼して上記行為を行うことは違法です.

OSCE/Post-CC OSCE に役立つ
医学生のための基本的臨床手技

ISBN978-4-7878-2321-2

2018 年 2 月 26 日　初版第 1 刷発行

監　　修	車谷典男,古家 仁	
編　　集	山田高嗣,友田恒一	
発 行 者	藤実彰一	
発 行 所	株式会社　診断と治療社	

〒 100-0014　東京都千代田区永田町 2-14-2　山王グランドビル 4 階

TEL：03-3580-2750(編集)　03-3580-2770(営業)

FAX：03-3580-2776

E-mail：hen@shindan.co.jp(編集)

　　　　eigyobu@shindan.co.jp(営業)

URL：http://www.shindan.co.jp/

表紙デザイン	株式会社ジェイアイ
イラスト	松永えりか
印刷・製本	三報社印刷株式会社

©公立大学法人奈良県立医科大学,2018. Printed in Japan.　　　　[検印省略]
乱丁・落丁の場合はお取り替えいたします.